마혼부터, 인생은 근력입니다

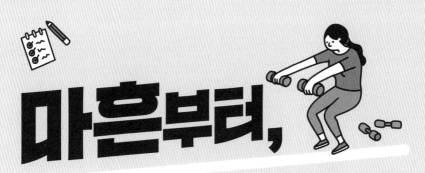

마흔부터,

최윤미 지음

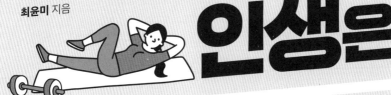

인생은

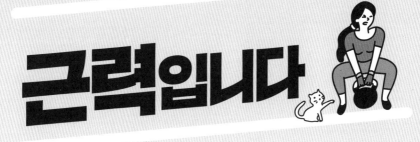

근력입니다

그로우웨일

● 저는 이 책의 저자인 최윤미 선생님과 오랜 시간 따스한 인연을 이어왔습니다. 특별한 육아의 길을 지나며 쌓아온 경험과 좋은 것을 나누고자 하는 열정에서 우리는 참 닮았다는 생각을 늘 해 왔습니다. 이 책 역시 저자의 그러한 마음이 고스란히 담긴 선물 같은 책입니다.

이 책은 흔한 운동 지침서가 아닙니다. 저자는 '마흔'이라는 나이가 주는 상징적인 의미에 주목하며, 그것이 끝이 아닌 새로운 시작임을 따뜻하고 힘 있게 전합니다. 근육이라는 주제를 통해 삶을 이야기하고, 우리의 일상을 지탱하는 내적 강인함을 돌아보게 합니다.

읽는 내내 자꾸만 밑줄을 긋고, 한 문장 한 문장을 곱씹게 되었습니다. 그중에서도 오래도록 기억에 남는 부분은 "운동을 처음 시작할 때 아무 일도 일어나지 않는 시간을 견뎌야 한다"였습니다. 아이가 공부를 시작할 때 겪었던 침묵의 시간을 떠올리며, 우리 마흔의 시작도 그러하다는 저자의 이야기가 깊이 와닿았습니다. 저자는 이를 '마디게 쌓이는 근육'으로 비유하며, 그 시간의 가치를 힘주어 말합니다. 또, "운동으로 얻은 근육은 우리의 기대를 저버리지 않는다"

라는 문장도 마음에 오래 남았습니다. 책을 읽으며 지금 당장 운동화를 챙겨 운동하러 나가야겠다는 생각이 들었습니다. 비록 오늘의 운동이 지금 당장 변화를 만들진 않을지라도, 언젠가 내 기대를 저버리지 않을 것이라는 희망이 생겨났습니다.

이 책은 단순히 몸을 변화시키는 것을 넘어, 인생 전반을 바라보는 태도를 새롭게 정립하게 합니다. 운동의 필요성뿐 아니라 부위별 운동 방법까지 친절히 담겨 있어, 한 가지씩 따라 해 보고 싶은 마음이 들게 합니다. 저자가 몸소 깨달아 전하는 이야기들은 '내일'을 준비하는 모든 이들에게 단단한 기초를 다질 용기를 줍니다. 건강과 삶의 질을 동시에 키우고자 하는 모두에게, 저는 이 책을 진심으로 권합니다.

_이은경 부모교육전문가, '슬기로운초등생활' 대표

● 마흔을 훌쩍 넘기고도 어쩌다 홍대 앞을 거닐 때면 다시 대학 시절로 돌아가는 기분이 듭니다. 성격은 다르지만 요즘 제가 그렇습니다. 마주 앉은 환자들의 연령대가 전례 없이 낮아져 이러다 소아청소년과 전문의가 되지나 않을지 우스갯소리가 절로 나옵니다. 아내에게 "나 요즘 회춘하는 기분이야"라는 말을 수시로 내뱉는 까닭입니다. 통증클리닉을 운영하다 보니 자주 듣게 되는 말이 있습니다. "왜 제가?" 내지 "어째서 벌써"로 시작되는 푸념이 그것입니다. 심지어 환자의 연령대가 갈수록 낮아지다 보니 진료실 문을 열고 들어오는 젊은 환자마다 어김없이 당황한 기색이 역력하죠. 한창때라 그럴 리 없는데 이게 무슨 일인가 도통 이해할 수 없다는 반응입니다. 마흔이요? 40대는 뭐 말 다 했지요.

10년 전이라면 50대 특히 60대 환자들이 주로 호소하던 단골 통증은 이제 청년들의 것이 되어있습니다. 원인을 꼽자면 생활 습관이 1번이고요. 편리해진 일상이 불편한 결과를 가져온 셈이죠.

책을 받아 들고 전문의로서 하고픈 이야기들이 모두 담겨 있어 놀랍고, 한편으로는 기쁘기까지 했습니다. 근육을 키우고 단련하는 것이 낯설고 힘이 드는 일인 건 맞습니다. 그런 면에서 바쁜 일상에서 운동까지 챙긴다는 건 고달프고 귀찮게 여겨질 수 있죠. 생업이긴 하지만 저 좋자고 주사와 약으로만 통증을 다스릴 생각? 없습니다. 고달프고 귀찮다는 이유로 미뤄두었다가 결국 진료실에서 뵙기를 저도 원하지 않으니까요. 저자의 말대로 살기 편안해질수록 불편한 움직임을 늘려야 합니다. 근력이 한 개인의 삶에 내공을 마련해주는 건 팩트이니까요.

이 점에서 작가가 우리에게 던지는 인사이트에 먼저 감사를 전할 수밖에 없습니다. 하루 종일 의자에 앉아 진료를 보고 가끔 주사 치료를 할 때 몇 걸음 걷는 좌식 생활이 주가 되는 하루를 살다 보니 의사인 저도 근력을 자신할 수 없는 게 사실이고요. 이 책을 받아 들고 아픈 무릎을 탁탁 쳐 가며 공감할 수밖에 없었습니다.

이 책은 비단 건강정보만 담은 딱딱하고 지루한 결과물이 아닙니다. 저자가 한 인간으로서 단련해 온 인생의 내공과 근육, 이 둘의 결이 같다는 것을 한눈에 알 수 있는 책입니다. 그녀의 유쾌하고 매력 넘치는 문체가 담긴 잔소리에 애정이 더해지다 보니 독자에게 전하는 진심을 느낄 수 있습니다. 저 역시 중년이 되고, 남들의 건강을 돌보는 입장이어서 도저히 운동을 안 할 수가 없습니다. 비단 환자에게 설명을 더 잘하고 본을 보이기 위해서뿐만 아니라 나의 생존이 걸려있는 문제라서 그렇습니다.

운동의 쓸모를 모르는 바 아니라면서도 약속이나 한 듯 다음 순위로 미뤄 두고 결국 진료실에서 저를 마주하게 되는 분들에게 자신 있게 일독을 권합니다. 심지어 너무 이른 나이에 진료실 문을 두드리고 어깨, 무릎, 허리까지 두드리는 일이 없게 하려면 작가의 메시지를 귀담아들어 보세요.

작가는 전례 없던 젊은 층의 통증 환자들은 물론, 아직 좀 버틸 만한 분들께 근력의 가치와 건강 관리의 필요를 선명하게 새겨 줍니다. 이 책을 펼치는 순간 더 늦기 전에 더 늙기 전에 내 몸 하나 가뿐하게 책임질 용기를 장착하실 거라 확신합니다.

_정성진 마취통증의학과 전문의

● 어느덧 5,000시간이 훌쩍 넘었습니다. 필라테스 강사들을 대상으로 기능해부학 강의를 하고, 독하다는 원망을 사면서도 칼같이 재시험 대상을 공지하며 거듭 재교육한 지 오래입니다.

요즘 여러분의 관심사는 무엇입니까? 필라테스를 비롯해 각종 운동과 건강수명에 대한 사회적 관심이 높아지고 있습니다. 반길만하지요. 그래서인지 제가 운영하는 강사 자격 과정도 벌써 255기를 훌쩍 넘어섰고요. 지도자로서의 역량을 제대로 쌓아가는 일이란 운동을 배우는 이들에 대한 예의이고, 전문가로서 갖춰 마땅한 기본이라는 입장입니다. 운영 철학이 이렇다 보니 강사과정에 참여하는 교육생들의 하루하루가 무척 고되지요. 모르는 바 아닙니다. 다행히 자격을 취득하고 나면 그만큼 돋보이는 능력자들이 되어있고요. 바로 이점이 제가 강사 자격 과정 이후 끊임없이 줌 강의와 주말 특강을 지속하는 이유입니다. 제 역할이 그렇습니다.

오랜 시간 지도자를 양성하는 입장에서 최윤미 작가는 상당히 남다른 교육생이었습니다.

교육생들에게 두고두고 회자하는 선배죠. 어떤 날은 그녀의 해부학 질문에 너무 놀라 제가 운영하는 인스타에 캡처 글을 올리기까지 했고요. 그간 수많은 교육생을 가르쳐 왔지만, 이 정도의 전문성을 가지고 심도 있게 질문할 수 있는 강사가 있다는 것이 반갑고 고무적이었습니다. 더 많은 선후배 강사가 자극받기를 기대하는 마음으로 9만 팔로워가 넘는 인스타에 의도를 잔뜩 담아 대화를 올린 겁니다. 상대의 건강을 독려하고 지도하려면 이 정도의 연구와 책임 있는 자세는 필요하지 않나 싶어 잔소리처럼 피드를 올린 거 맞습니다.

작가는 교사라는 책임 있는 자리에서 이미 공교육에 힘쓰고 있고, 제가 알기로는 부모 교육을 비롯해 영어 학습법, 리더십 교육, 자기 주도 학습코칭 등 영향력 있는 강의를 수없이 해 온 교육 전문가입니다. 그런 그녀가 돌연 필라테스 강사 자격 과정에 지원했다는 점이 의아했고, 솔직히 처음엔 여느 직장인 도전자처럼 취미생활쯤으로 여겼던 게 사실입니다. 결국 저를 제대로 놀라게 하더군요. 어디 이뿐인가요. 그 많은 역할을 수행하는 바쁜 일상에서 24시간을 마치 48시간처럼 사용하며 이토록 진심으로 근육에 대한 이해와 운동에 대한 원리를 공부할 수 있다는 사실에 또 한 번 놀랐습니다. 그런 그녀의 열정은 그간 제가 만나온 그 어떤 교육생과도 비교 불가였습니다. 열 번의 방대한 기능해부학 시험에서 100점 만점 총 평균에 최초로 103점을 줄 정도였으니 안 봐도 예상되시지요? 매번 100점으로는 부족한 답안이 그녀의 것이었습니다. 실기는 또 어떻고요.

두 아이의 엄마, 공교육을 책임지고 있는 교사인 그녀는 비단 운동을 사랑하는 것에서 그치지 않고 그 가치를 주변에 물들여 모두가 건강한 일상을 꿈꿉니다. 그 마음을 온전히 이 책에 담았다고 봅니다. 오랜만에 아주 재미있고 의미 있는 책을 읽었습니다. 여러분 인생에 근력 격차를 최소화하고, 이왕이면 괜찮은 삶을 살기 위해 곁에 두어도 좋을 책이어서 진지하게 권합니다. 이 책을 시작으로 오늘부터 어제보다 나은 삶을 살게 되시리라 믿습니다.

_신현진 더올바른필라테스협회 대표

● 대한민국은 운동선수나 운동 지도자들에 대한 편견이 있다. 이를 감히 '편견'이라고 불러도 괜찮을지 여전히 망설여지지만 말이다. 일찌감치 핸드볼 선수로 땀 흘리며, 각종 국제대회에 태극기를 품고 출전하기까지, 그리고 그 이후 운동을 지속한 나의 삶 내내 타인들의 '그것'에 불편했던 것도 사실이다.

성취 중심 한국 사회에서 운동의 필요를 외면하고, 건강 가치를 '잃고 난 후'에서야 움켜쥐려는 분들을 바라보며 작가처럼 선한 영향력을 미치고자 애쓴 이들은 물론, 나처럼 운동을 지도하는 많은 전문가의 진심은 어떤 색일까?

운동 지도자의 조언을 '잔소리'쯤으로 한 귀로 흘려버리는 수많은 분을 바라보며 직업인으로서 회의감을 느꼈던 내게 작가와의 인연은 큰 전환점이 되었다. 단순히 자신의 몸만 탄탄히 하고 자신의 운동을 즐기기만 하는 제자가 아닌, 타인의 건강에 선한 영향력을 미치고자 노력하는 모습이 인상적이었다.

그렇다. 그녀는 달랐다. 교육 전문가, 두 아이의 엄마, 읽고 쓰며 쌓아가는 필력 못지않게 근력의 쓸모를 깊이 깨닫고 노력하는 프로

페셔널한 여성.

한 인간으로서 따져보아도 마땅히 닮아도 좋을 그녀. 작가가 강조하는 인생에 대한 예의란 남다른 감동을 주었다. 제 몸에 맞는 운동 습관과 이를 통한 건강수명 연장을 스스로에게 선물하자는 따뜻하고 재치 있는 제안을 이 책에 참 잘도 담았다. 저자의 위트 있는 글과 그녀가 틈틈이 공부하고 시간을 할애해서 쌓아 두었다가 우리에게 아낌없이 나누어 준 귀한 건강 정보에 주목해 보기 권한다. 이를 기반 삼는다면 당장 내일부터 독자들이 맞이할 하루하루에 마딘 (유독 고개가 끄덕여질 만큼 흡족한 표현, 그녀의 프롤로그 표현 '마디다'를 빌린다) 근력을 가져다주리라 믿는다. 본인이 하고자 하는 일과 가정을 돌보는 한 개인의 삶에 있어서 유의미한 통찰을 우리도 받아들자는 것이다! 근력과 함께 뒤따르는 정신적 유연함까지.

운동 전문가들의 사회적 기여도와 직업가치를 새롭게 각인해 주고, 매 순간 상대의 더 나은 삶을 격려하는 사람, 작가 최윤미. 이 소중한 발걸음을 존경하는 나로서는 저자의 출간 작업을 돕지 않을 수 없었다. 4장의 운동 실천법 부분에 우리 와이쓰리짐 강사들의 주말을 바치고, 그녀와 머리를 맞대어 고민을 함께 보탤 수 있어 무척이나 영광이었고, 궁극적으로는 저자의 책이 다른 이들로 하여금 삶의 근력이 되어주기를 간절히 바란다. 인생 최고의 탄탄한 기반이 무엇일 지에 대해 영감을 주는 이 책을 온 마음을 보태어 추천한다.

남기문 전 청소년 핸드볼 국가대표, 운동전문가

마디지만 마디니까

'마디다.'

'외래어야? 신조어?'

읽던 책을 덮어 두고 눈을 빗뜬다. 설마 진짜 이런 게 있겠나 싶다가도 까끄름하니 안 되겠다. 빠르게 검색창으로 전진.

'오! 있네.'

마디다

① 자라는 속도가 더디다.

② 쉽게 닳거나 없어지지 아니하다.

자라는 속도를 닳는 정도와 함께? 한 방에 담아내기엔 각각이 좀 대조적이지 않나 싶어 시비를 가리려다 말고 마음을 고쳐먹었다. 어머! 이것이야말로 내가 즐겨 쓰기에 매우 적절한 동사로구나 싶어서.

이 나이 먹도록 모르고 산 게 억울할 지경이다. 40 인생 난생처음 궁금해진 단어를 보니 근육과 근력을 주어 삼기에 안성맞춤이다.

- 한 해 한 해 늦어지는 움직임 탓에 내 근력은 마디게 자랐다.
- 그럼에도 포기하지 않고 차곡차곡 쌓아 둔 근육은 역시나 마디다.

첫 문장은 ①의 뜻을 가져다 썼고, 두 번째 것은 ②를 빌리니 제격이다.

운동을 시작해도 한동안은 참 별일 없다. 이 점 때문에 잔소리를 늘어놓을 염치가 없다. 아무 일도 일어나지 않는 이 시간을 무던히 견디고 '그냥 하기'란 사실 쉽지 않다. 정작 마늘과 쑥을 손에 받아 들긴 했는데 100일도 되기 전에 못 해 먹겠다고 줄행랑을 친 그 옛날 그 호랑이를 떠올리면 가끔 나도 웅녀보다는 호랑이 쪽 자손으로 태어났어야 맞지 싶어 제 발(my foot) 저린다. 제발(please) 뭘 해도 100일 정도는 채워 보자 싶었다. 그렇게 한 해, 두 해 운동 짬밥이 쌓이고, 어라? 단군 할아버지의 기를 이제야 받았나, 이왕이면 나도 좀 인간을 이롭게 해 보면 어떤가 선한 영향력을 꿈꿔 본다.

'나 좋자고 시작한 운동'이! '큰 뜻 없이 끼적인 글들'이 어쩌다 뜬 구름 같은 꿈과 만나 조악한 원고가 되고 이렇게 책 한 권이 되었다. 건강한 이기가 다정한 이타를 만든다기에 이기적으로 살다 보니 그 덕에 이 책도 나온 게 아닌가 한다. 어떠한 연유로든 책을 집어든 분들이 각자 작심 3일을 서너 번씩 하다 보면 각각이 모여 최소 100일은 족히 이로워지지 않을까? 그러다 나처럼 홀로 100일을 꾸역꾸역 채워 본 누군가가 '운동? 이거 괜찮네? 유익한데?' 싶어 홍익인간 이념을 장착해 또 다른 누군가를 이끌어 준다면 더 바랄 게 없겠다.

한동안은 참 별 일 없는 게 운동이고, 근력이라는 게 워낙 마디게 자라는 법이라…. 근력 좀 생겼네 소릴 듣자면 어느 세월에? 싶을 거다. 다만, 그렇게 쌓인 근육은 우리를 실망시키는 법이 없다. 운동으로 챙긴 근육은 돌연 침상에 눕지 않는 한 하루아침에 닳아 없어지지 않고 기꺼이 우리의 일상을 지탱해 주니까.

필라테스에서는 척추, 골반의 바른 정렬이 기본값이다. 유연성이 아무리 보장된들 몸의 정렬이 흐트러지면 안 하느니 못한 동작이 태반이다. 이때 필요한 게 바로 고유수용성 감각인데 쉽게 말해서 시각적 정보에 의지하지 않고도 내 신체 부위가 어디쯤, 어떻게 위치해 있는지 알아차리는 감각을 일컫는다(물론 이 개념은 운동감각을 포함해 보다 폭넓은 의미로 활용되지만, 필라테스에서는 주로 운동감각에 한정해 사용한다).

몸이 어디에 있나 뿐만 아니라 어떻게 움직이는지를 눈으로 보지 않고 뇌에 전달해 주는 셈이다. 매트나 기구 중앙에 등을 대고 누울 때 고개를 들어 두리번거리는 수고를 덜어 주고, 복사근을 활용해 몸통을 회전시키라는 코치님의 지시에 골반까지 지조 없이 돌려 버려 상대의 속을 뒤집어 놓을 염려도 없다.

귀한 인연들에게 조심스레 운동하기를 권할 때면 나는 종종 이 고유수용성 감각이라는 개념을 떠올리곤 한다. 근육이 쏘아 올린 작은 공이랑 꼭 닮아서랄까. 근력운동을 통해 쌓아 올린 건강은 남다르다. 비슷한 연령대라도 사람마다 팔, 다리의 운동 범위와 방향에 대한 처리 능력에 분명 개인차가 있게 마련이지만, 그럼에도 불구하고 운동의 가치를 알고 실천하며 사는 이들은 탁월하다. 자신의 신체를 자력으로 조절할 기본기, 그 역량을 두둑이 장착하고 살 수 있다. 고유수용성 감각 못지않게 건강에 대한, 자신의 몸에 대한 감 하나 제대로 갖추고 살아갈 상대의 미래를 응원하는 즐거움이 이토록 쏠쏠할 줄이야. 잔소리 늘어놓고 저 혼자 이미 뿌듯하다. 홍익인간 뜻으로 나라는 못 세워도 운동 독려하며 널리 인간을 나도 좀 이롭게 하며 살고 싶다.

살 빠졌네?

애정 없이 건네는 기분**만** 좋은 말, 신체에 대한 평가는 더는 덕담이 될 수 없다. 주지도 받지도 말기를. 근육 투자, 다 나 잘살자고 하는 일 아닌가. 외모를 가꾸는 일은 선택이지만 건강을 갖추는 일은 필수 맞다. 침상에서 근근이 겨우 사는 것과 돌봄 인력 없이도 내 발로 근筋근筋이 사는 삶은 천지 차이니까.

검이불루 화이불치

儉而不陋 華而不侈

《삼국사기》에 기록된 표현으로 백제가 첫 수도인 한성을 디자인
할 때 적용한 원칙이라는데, 우리의 남은 삶을 디자인할 때도 적용
해 보면 어떨까?

검소하되 누추하지 않고, 화려하나 사치스럽지 않게!

마디지만(자라는 속도는 더디지만) 마딘(쉽게 닳거나 없어지지 않는)
근육이 여러분의 더 괜찮은 인생을 지탱해 주리라.

차례

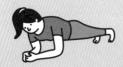

2장 | 어째서 근력이냐 물으신다면

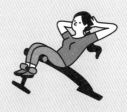

3장 | 근육이 답입니다

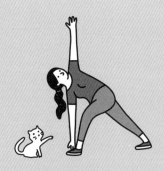

4장 | 근육운동, 이렇게 하세요

1장

지피지기
백전백근

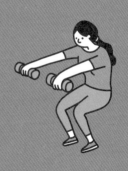

01
인바디는 체중계가
아니잖아요

견지망월見指忘月

손가락을 보느라 달을 잊는 이들을 보면 어김없이 떠오르는 분이 있다. 어디까지나 내 기준에서 그렇다. 또래 신규 교사들끼리 죄다 눈치만 늘어, 누굴 보고 무얼 배우면 좋을지 헤매며 첫해를 간신히 보냈다. 아침이면 교재연구는 제쳐두고 연신 문틈만 닦고 있는 선배 교사들을 보고 있자니, 아무래도 저건 나만 모르는 남다른 교직 문화인가 싶어 나도 따라 닦았다. 새 학기, 일주일도 채 안 되어 그들도 본의 아니란 걸 깨달았다.

치킨 배달은 경기도보다는 강원도 지점이 가깝더라는 경기 북부 작은 도시로 첫 발령이 났다. 수업할 때면 노크는 물론, 눈인사도 없이 앞문으로 입장. 교실 곳곳을 둘러본 후 뒷문에 다다르면 바닥 문틈 사이사이가 광나는 은빛인지 확인 후 퇴장하는 분이 나의 첫 교장 선생님이셨다. 눈초리가 회초리를 닮았던지라, 결이 곱질 못했던 나무 문과 함께 심장도 덩달아 삐그덕댔다. 마치 화장실 안, 칸막이 하나 없이 서로의 '볼 일'이 '봐도 될 일'이 되어 버리는 기분이랄까. 지금 생각해 보면 교사의 수업권은 차치하고라도, 교실 안 30명 남짓 아이들 저마다 학습권이 있는데, 어떠한 양해도 구하지 않고 수업 외의 것을 확인하고자 입장과 퇴장을 반복하는 일을 관리자라고 해도 괜찮은 건지 묻고 싶다. 여전히 건재하시다면 말이다.

'야! 그 정도는 아무것도 아니야. 우리 때는 더 했어'라며 치고 들어올 라떼 타령? 정중히 사양하련다. 전자도 후자도 모두 견지망월하고 있는 셈이니까.

나라고 뭐 다를까? 운동 초기, 오매불망 손가락만 쳐다보는 스스로를 경계할 줄 몰랐다. 운동 목적은 수시로 잊고 연신 징징대는 나에게 일침을 가하는 달마가 있어 다행이렀다.

"회원님, 그럴 거면 거실에 있는 체중계에 오르세요."

어라? 구석구석 옳은 말씀? 세상 좋아져 앱으로 측정 리포트를 받아 보면 그만인데, 뼛속까지 아날로그 감성 충만한 아줌마는 어째 출력까지 요청한다. 인바디 측정 후 매번 두 눈 질끈 감고 결과지를 받아 드는 나. 매우 결연.

"왜요? 설명 필요하세요? 다 아시면서~."

"아니요, 좀 쓸데가 있어서요."

강사님은 모르시고 나만 아는 취향이 하나 있다면? 결과가 극도로 마음에 들거나 그 반대의 경우 주로 하는 짓. 1990년대 우표 수집 이후 처음이지 싶다. 인바디 결과표 수집 말이다. 보나 마나 수치가 마음에 차지 않으면 두 눈 부라리며 냉장고에 붙여 놓고 파이팅 해 볼 요량인 걸 모르는 바 아니다. 새우깡에 손 가듯, 자꾸만 어디에 시선이 가는가? 십중팔구! 체중 맞다. 휘영청~ 저 달 말고 손꾸락 말이다.

객관적 지표를 참고삼아 현재 나의 몸 상태를 꼼꼼히 파악하고자 오른 곳이라더니. 기껏 체성분 분석표를 손에 들고 동공은 오로지 체중을 향해 흔들리느라 고생이 많다. 심지어 인바디 측정이 예고된 날이면 한 끼 거르는 정도의 봉사도 서슴지 않고, 측정 한두 시간 전엔 물도 마시지 말 것이며, 부끄럽지만 가지고 있는 운동복 중에 무엇이 더 가벼울까를 고민했던 적도 여러 날. 가지가지 한다.

그곳에 오르는 날이면 떠오르는 인물이 한 분 더 있다. 운동 좀 한다는 동네 언니에게 '나 이제 복싱 관두고 필라테스 시작했다'라며 턱 좀 치켜든 어느 날.

결국 정수리까지 굽어 보이며 문워크로 집에 돌아와야 했던 흑역사. 그때 그 언니.

"너 C형이야? 설마 아직 D는 아닐 테고."

아직이라. 예고도 없이 훅 치고 들어오는구나. 사람이 예의 없이 말이야. 대놓고 남의 속옷 사이즈를 묻는 건 아닐 테고. C는 뭐고, 살면서 D는 본 적도 없는 내게 대체 뭘 묻는 건지.

"에? C라뇨? 저… O형인데."

그녀는 웃지 못했다. 차라리 웃기라도 하지. 한참 체성분 지식을 뽐내다 말고 웬 속옷 사이즈에 혈액형으로까지 대화가 번졌나 싶은 건 무지의 결과였으니까. 아직도 쪽팔림에 고개만 주억인다. 이제는 말할 수 있다. 운동을 시작하려면 체중 외에도 주목할 부분이 참 많다는 것을 말이다. 지금 알고 있는 것을 그때도 알았더라면 쿨하게 근육량부터 챙기지 않았을까? 단순 다이어트 목적이 아니라면 체중만 바라보던 그 눈 꼭 감고, 더 중요한 것부터 체크하세요. 부디.

사실 체성분 분석표를 '바르게' 해석하고 운동계획을 짜는 지혜는 야심 찬 다이어터들 말고도 건강수명을 늘려야 할 우리 모두에게 유효하다. 습관의 관성을 이길 용기랄까? 힘겹게 침대와 분리되려는 실천 노력만이 아니라, 수치에 대한 미련과 집착을 과감히 내려놓는 것부터 시작해 보자.

동네 언니가 염려했던 C형의 경우, 정상 체중의 범주에 속하지만 상대적으로 골격근량은 부족한 상태를 말한다. 겉으로 보기엔 건강해 보일지 몰라도 허약한 체형이라고 볼 수 있다. 이 경우 근육을 구

[그림 1] 체형별 근육량

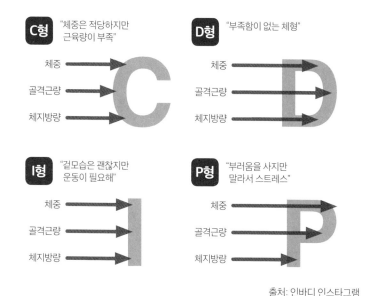

C형 "체중은 적당하지만 근육량이 부족"

체중

골격근량

체지방량

D형 "부족함이 없는 체형"

체중

골격근량

체지방량

I형 "겉모습은 괜찮지만 운동이 필요해"

체중

골격근량

체지방량

P형 "부러움을 사지만 말라서 스트레스"

체중

골격근량

체지방량

출처: 인바디 인스타그램

성하는 단백질이 부족하기 때문에 단백질 섭취는 물론, 반드시 운동을 병행해야 한다. 누구나 꿈꿔 오던 건강한 신체의 표본이 다름 아닌 D형이다. 노년에 접어들면 근감소란 피할 수 없는 운명이라 체중이 좀 늘어나는 것마저 반기며 근육량을 늘리는 편이 낫다. 경제활동이 어려워지는 노년기, 더 이상 소싯적의 수입 없이도 젊은 날 저축해 둔 돈을 소진하며 살고자 재테크를 하지 않나? 지금 쌓아 둔 근육이 노년의 우리가 간병 서비스에 통장 잔고를 탕진하지 않도록 돕는 효자템이 되리라.

그러려면 한 해라도 일찍 D형의 신체를 만들기 위한 움직임을 시작하자. I형의 경우 체중, 골격근량, 체지방량이 고르게 분포된 균형적인 상태라고 보아도 좋다. 다만 I형임에도 불구하고 골격근량에 비해 체중이나 체지방량이 높은 과체중인 경우는 운동으로 형성된 근육이 아닐 가능성을 염두에 두고 체중감량이 필요할 수 있으니 한 번쯤 전문가의 조언과 함께 살뜰한 분석을 권한다.

이 밖에도 체성분 분석표에서 한눈에 근육 분포를 알아보기 쉬운 영역이 바로 '부위별 근육 분석과 체지방 분석'이다(그림 2 참고). 좌우 밸런스까지 따져 보기에 좋다.

우리가 돼지고기는 아니지만, 총량보다는 아무래도 '부위'가 중요하지 않겠냐 말이다. 신체 부위별로 더할 것과 덜어낼 것을 정확히 인지하고 나면 본인에게 필요한 보강 운동 목표를 정립하기 안성맞춤이다. 체성분 분석기로 내 몸 구석구석 부위별 근육량과 체지방량, 반드시 들여다보길 바란다.

여기에 더 확인할 부분이 바로 체지방률이다. 체중과 키만으로 계산되는 수치인 BMI에 속지 말자는 것. 몸에 근육량이 충분해 지방보다는 근육 중량이 체중에 영향을 미쳤을 이들. 근육형 과체중에 해당하니 부러움을 사도 좋을 이가 자칫 비만으로 치부되면 곤란하기에 BMI보다는 체지방률을 확인하는 편이 낫겠다.

이렇게 신체 전반에 대해 이해하고 나면, 드디어 내게 어떤 운동

[그림 2] 부위별 근육 분석표와 체지방 분석

골격근·지방 분석 Muscle-Fat Analysis

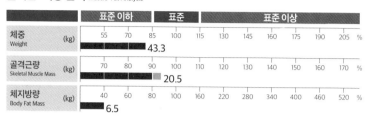

		표준 이하		표준		표준 이상						
체중 Weight	(kg)	55	70	85	100	115	130	145	160	175	190	205 %
				43.3								
골격근량 Skeletal Muscle Mass	(kg)	70	80	90	100	110	120	130	140	150	160	170 %
				20.5								
체지방량 Body Fat Mass	(kg)	40	60	80	100	160	220	280	340	400	460	520 %
			6.5									

① C형, D형, I형, P형 중 D형에 가까운 체형의 예

복부지방률 Waist-Hip Ratio

	0.75	0.85
0.73		

내장지방 레벨 Visceral Fat Level

낮음	10	높음
2		

② 대사 이상 신호 감지를 위해 주목할 수치

부위별 근육 분석 Segmental Lean Analysis

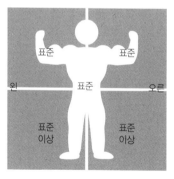

부위별 체지방 분석 Segmental Fat Analysis

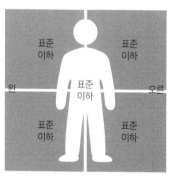

③ 신체 부위별 근육 및 체지방 분포

이 적합할까라는 과제에 닿을 터. 전문가의 의견이라면 더 좋겠지만, 우선 본인이 즐겁게 할 수 있는 종목이어야 지속력이 좋을 테니 지금 나의 몸은 물론 마음이 당기는 운동 선택이 필수.

이건 이래서, 저건 저래서! 죄다 못 할 이유만 대면 곤란하고, 진단부터 제대로 하고 머리를 굴려 보자는 거다. 누구에게나 통용되는 건강 운동이란 없지 않다. **운동이 무슨 만능 육수도 아닌데 공연히 남 좋다는 걸 흉내만 내고 있진 않은지 역시 점검해 보면 좋겠다.** 가장 쉽게 걷기를 떠올릴 수 있으나 무턱대고 걷는 것도 득보다는 실이 있을 수 있고(이는 걷기 관련 장에서 다루도록 하겠다), 마르고자 하는 게 아닌 건강수명을 목표 삼은 사람일수록 근력운동을 저평가하면 곤란하니까. 운동 초보라면 반드시 전문가에게 제대로 배워서 하는 게 100번, 1000번 현명하다.

여기에 하나 더. 다이어트가 선 목표가 되면 기어이 건강 잃기 십상, 체지방 감량과 근력 증대가 선행되면 다이어트란 사은품처럼 뒤따르는 경우가 많다는 점을 유념하길 바란다. 다만, 묵묵부답인 체중에만 시선을 돌리다가 냉가슴 홀로 앓는 일 없도록 이왕이면 똑소리 나게 운동하면 어떨까? 잘못된 통념들 속에 요요 경험 반복하는 만년 다이어터들만 늘어나다 보니 근감소증을 숙명처럼 달고 다니는 한국인들을 어쩌랴. 다이어트도, 운동도, 지피지기 백전백근(筋)하도록 잔소리 좀 해야겠다.

시작부터 덤벨 들고, 데드리프트 하고, 벤치프레스 하란 거 아니니 강도가 아주 높지 않더라도 거르지 않고 근력운동을 반복해야 맞다. 너도나도 달을 바라보는 지혜를 갖추었으면 참 좋겠다. 애꿎은 손가락 말고.

체중보다 주목받아야 할 수치 및 성분

1. 체수분, 단백질, 무기질, 체지방량 꼭 알아야 하나요?

체수분은 체중의 약 60~70퍼센트 정도를 차지해요. 근육은 많은 부분 수분이 포함되어 있으니 세포 내외 수분이 체중 대비 너무 부족한 상태는 아닌지 확인해 보는 것이 좋아요. 단백질의 경우는요. 표면적으로 보이는 근육에만 연관되진 않아요. 내장기관 및 혈관에도 근육이 있고 혈관의 이완과 수축이 잘되어야 순환을 기대할 수 있으므로 단백질량이 너무 부족하면 건강에 적신호가 오겠지요. 더욱이 단백질은 근육 이외에도 머리카락, 손톱, 심지어 호르몬의 주성분이기도 하기에 체중 대비 적정량을 반드시 확인해야 합니다. 무기질의 경우는 뼈를 단단하게 하므로 이것이 부족했을 때는 몸에 변형이 올 수도 있으니 주의하세요.

이것들과는 달리 체지방은 불필요하다고 오해받기 쉬운데요. 응급 상황 시 체온을 유지하고, 내부 장기를 보호하는 역할도 합니다. 예기

 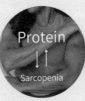 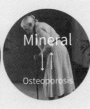 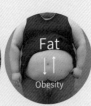

치 않게 음식 섭취가 제한되는 경우 지방을 분해해서 에너지원으로 사용하게 되니 너무 부족하면 건강에 악영향을 끼칠 수도 있겠죠. 체성분 분석표의 가장 윗부분의 성분 퍼센트를 그냥 지나치지 말고 찬찬히 살펴보며 내 몸을 점검해 보자고요.

2. 체질량 지수(BMI)를 오해하지 마세요

우리를 긴장시키기도, 안심시키기도 하는 지표가 있습니다. 바로 BMI인데요. 체성분 분석 기기(소위 인바디 기계) 위에 오르거나 자신의 몸무게(킬로그램, kg)를 키(미터, m)의 제곱으로 나누어 알아보기도 합니다. 어째서 체질량 지수냐고요? 보통 이 수치를 기준으로 저체중, 정상 체중, 비만을 판단하기 때문이에요. 가장 널리 사용되는 지표라는 의미죠. 아시아 국가는 통상적으로 이 수치가 18.5 이하일 경우 저체중, 18.5~22.99는 정상 체중, 23~25 미만을 과체중, 그 이상을 비만으로 판단합니다.

어떤 이는 이 기준만 보고 의외로 정상 체중이라 안심하고 '운동은 다음 생'으로 미뤄 둡니다. 반대로 생각지도 않게 과체중 범위에 속해 쉽게 낙심하기도 하고요. 하지만 이 체질량 지수만으로 비만 여부를 정확히 파악하기란 어렵습니다. 신장에 비해 근육이 많아서 체중이 많이 나가는 경우일 수도 있고요. 지방보다 무거운 근육은 거의 없고 상대적으로 가벼운 지방이 대부분이라 키에 비해 몸무게가 적게 나가는 사람일 수도 있으니까요. 이러한 오해 때문이라도 기회가 된다면 근육량과 체지방률에 주목해 다각적으로 체성분을 들여다보면 좋습니다.

3. 체중은 겨우 정상범위에 왔는데 아직 체지방량이 표준 이상이에요

표준체중 비만형에 해당한다고 볼 수 있어요. 분명히 체중은 정상범위 또는 저체중에 해당하는데 여전히 체지방량이 높은 마른 비만에 속할지도요. 이 경우는 복부비만형에 해당하거나 내장지방이 급격히 증가했을 가능성도 있어요. ET 체형, 연상되시지요? 연세가 있는 고령자의 경우라면 한창 근감소증이 진행 중인지도 모르고요. 단순히 유산소 운동만으로 골격근량을 유지 또는 증가시키기에는 어려움이 있으니 반드시 양질의 단백질을 섭취하며 저항운동을 하셔야 합니다. 피트니스센터에 가지 않더라도 덤벨이나 밴드 등 소도구만으로도 가능한 중량 운동도 많거든요(4장에 운동법과 주의점, 영상 등을 담았습니다). 이왕이면 부하가 걸리는 근력운동을 하며 근육은 늘리되 지방을 서서히 줄여 가야 건강 해치지 않습니다.

4. 이 나이에 제가 근감소성 비만일 수 있다고요?

나이가 들면 근육이 빠져나간 자리에 지방이 들어차면서 우리의 근력은 눈에 띄게 떨어집니다. 안타깝지만 누구나 30대 중반을 넘어서면서 자연적으로 근육량이 감소하는 걸 막기는 어려워요. 허리 근육 쇠약으로 등이 굽거나 하체가 야위어 조금만 걸어도 무릎을 감싸고 주저앉는 장면은 경험 유무를 떠나 쉽게 연상이 되시죠? 심지어 할아버지, 할머니께서 식사 도중 수시로 사레에 걸리는 일도 목의 근육 감소 탓이고요.

우리나라 65세 이상 노인의 약 40퍼센트가 앓고 있는 근감소증 말고도, 젊은 층에서도 이와 유사한 비만 사례를 확인할 수 있습니다. 근육량이 줄어드는 현상을 단순한 노화의 과정으로 치부하고 말기 어렵게 된 셈이죠. 이미 세계보건기구는 2016년 9월 근육량 감소 정도가 심한 경우를 일종의 질병으로 규정하고 근감소증이라고 명명했고요.

서울아산병원 내분비내과 정창희·조윤경, 건강의학과 김홍규 교수

팀은 미국비만학회 발간 국제학술지 〈비만(Obesity)〉에 최근 게재된 연구에서 근지방증과 근감소성 비만은 부정적 시너지를 내므로 운동을 통해 근육의 양과 질을 모두 개선해야 한다고 경고했답니다. 지방이 축적되어 근육의 질이 현저히 떨어지게 된 경우가 근지방증에 해당하고요. 근감소성 비만이란 노화와 신체활동 감소 등의 영향으로 근육량과 근 기능은 줄어드는 반면, 지방량은 늘어나는 비만의 유형 중 하나입니다. 마른 비만과 거의 닮아 있지요. 이처럼 근감소증이 동반된 비만 환자를 근감소성 비만으로 분류합니다.

02
먹지 않습니다,
감자!

　여름이면 연곡면에서 방학을 지냈다. 경포 바닷길을 따라 속초를 향해 달리다 보면 주문진에 못 미친 호젓한 시골 마을이 그곳이다. 당시 우리 집은 분명 남문동이었는데, 방학이면 반기지도 않는 친척네에서 몇 주고 머물며 감자를 갈았다. 이제 막 아홉 살 생일이 지난 나는 할머니 곁에서 날이 선 강판에 하루는 감자를, 다음 날은 가운뎃손가락을 번갈아 갈며 그녀의 돈벌이를 도왔다.

　외관을 갖춘 매장 하나 없이, 연곡천 둑방에 평상 하나 두고 이천 원에 감자전 세 장을 부처 파는 것이 할머니의 일이었다. 생계형 밥벌이였는지, 단기 알바였는지까지는 관심에 둘 나이가 못 되었으리라.

이제 와 궁금한 게 하나 있다면.

감자 대신 수시로 애먼 손가락을 가느라, 소금 간 말고 짭조름한 눈물 간을 축이면서도 곧 죽어도 제 몫이라 여기던 아홉 살배기 소녀. 제 주먹보다 큰 감자를 요리조리 돌려 가며 강판에 비벼 대던 손끝 야무진 꼬마가 어째서 돌연 부엌일에 서툰 엄마로 근근이 살고 있을까?

그 당시 궁금한 게 있었다면 그것도 단 하나.

집에 널린 게 사인펜인데 용케 시커먼 먹까지 갈아 굳이 붓글씨로 써서 챙겨 온 할미표 메뉴판.

이천 원에 석 장, 덤 안 줌

마지막 세 글자에 방점이 찍혔으리라.

애초부터 흥정의 여지라면 '초장에 싹을 잘라 버리고 말 테다!'라는 결심을 붓글씨에 묻혀 낸 이 여사는 손맛은 좋을지 몰라도 도통 고객들과 대화를 섞을 줄 모르는 도도함을 지닌 인물이었다. 결연한 울 할미는 어째서 이천 원에 세 장짜리 감자전이라더니? 아이를 달고 오는 이에게는 곧 죽어도 넉 장씩, 어떤 날은 내 몫인 줄 알았던 감자떡까지 얹어 주었냐 말이다. 상대적이지만 말쑥한 차림의 낚시꾼을 손님 삼는 날에는 희한하게 콩기름마저 덜 두르는 느낌이었달까?

손 못지않게 눈길도 야물딱진 손녀는 하루 종일 제 할미의 '그때 그때 다른' 손놀림만 구경해도 지루한 줄 몰랐다. 부러질지언정 휘어지지 않을 것 같던 한 여자의 휘청거림을 전지적 손녀 시점으로 관람하며.

손님이라고는 파리, 모기 따위의 해충뿐인 날도 물론 있었다. 감자의 색이 변하면 전이 예쁘지 않다는 이유로 미리 갈아 두지 않았지만, 달리 놀이랄 게 없던 미거한 꼬마는 손님이 없는 날도 등짝을 맞아가며 감자 갈이 놀이를 했다. '돈이 남는 장사'가 아닌 '전이 남는 장사'를 하는 날이면 한 여자는 입맛을 잃었고, 다른 여자는 입맛을 다셨다. 하루, 이틀, 사흘. 내 손으로 갈아 짜낸 감자 물에 가라앉은 녹말가루를 긁어내던 정성이 애틋해 차마 버리질 못했다. 저 혼자 애 딸린 낚시꾼마냥 넉 장은 거뜬히 먹어 치우기를 삼시 세끼 한 적도 여러 날. 실내라곤 없는 둑방 천 곁에서 모기 물리는 일만큼 쉬운 게 감자에 물리는 일이라니. 세끼 꼬박 오직 감자, 물릴 만하다.

먹는 일에 진심인 나로 하여금 감히 전의를 상실토록 만드는 유일한 메뉴가 감자 요리인 이유다. 이 정도가 내게 감자의 추억이라 해 두자.

'감자를 갈아 물기를 짜낸 후 한참 동안 기다리면 감자 물 아래 단단하게 찐 녹말이 가라앉는데 이것과 간 감자를 섞어 만듦.' 길지도 않은 이 레시피에 따르면 감자를 채 써는 과정이란 없다. 감자전을

시켰는데 감히 감자채전 따위를 내어주는 곳에서 음식의 정성을 논하지 말라며 일장 연설이 가능한 강원도 태생 촌X은 부심이 말도 못하다. 물론 감자? 입에 안 댄 지 오래다.

더욱이 운동 초보 시절 탄수화물을 적으로 삼던 시기, 굳이 잘 알지도 못하면서 GI 지수까지 빌려다 밉상 삼아 온 채소. 감자와 나는 결국 회복할 수 없는 그렇고 그런 관계가 되었다.

강원도 감자는 동해안 오징어를 제치고 가뿐히 기피 대상 1순위로 등극. 다시 한번 공언합니다만, 먹지 않습니다. 감자!

오로지 이때의 노동 탓에 포슬포슬 맛 좋은 감자를 질색한다기보다는 엎친 데 덮친 격, 그 시절 나를 헤아릴 만한 이유가 또 하나 있다.

선사시대와 역사시대를 구분하는 기준이 '문자 사용에 의한 기록'이라면, 우리 집 주방에 찾아온 역사적 분기점은 할미의 '할'이 '어'로 대체되면서부터다. 하필이면 손맛 좋은 할머니는 고용되고야 말았다. 정동진에서 꽤 유명한 바닷가 사찰, 등명락가사의 공양주 보살님으로 스카우트된 거다. 대조적으로 엄마의 요리는 형편이 좋지 못했다. (형편없었다고 쓰는 게 맞지 싶게) 딸의 이름으로도 납득되질 않아 오래도록 견뎠달까. 이럴 거면 장바구니 가득 김밥 재료는 왜 담아 온 건지. 오죽하면 김밥을 못 말아(분명 안 만 것 같진 않은 정성이었건만) 흰 밥 위에 김밥 재료인 단무지, 햄, 달걀, 오이 등을 깨알같이 다져 올렸다. 왜 하필 다져야 했을까, 어째서?

일명 공포의 오색 맨밥을 중학교 1학년을 시작으로 6년간 오직 눈으로 먹어야 했다. 이유라면 오색 맨밥엔 정녕 그 흔한 참기름 기운은커녕, 소금 간조차 묘연했으니까. 입으로 먹긴 어려웠던 걸로 기억한다. 날 참 사랑하셨는데 대체 나한테 왜 그랬을까? 한결같이 엄만 그랬다. 아니, 엄마의 요리가 그랬다.

재료를 다지는 일에 있어서는 정성을 다했으나 '보기 좋은 떡이 먹기에도 좋다'라는 옛말을 쌈박하게 녹다운시키는 솜씨였다. 할머니의 부재가 불러온 참사는 내가 고등학교에 진학한 후, 줄곧 엄마가! 그것도 두 끼의 도시락을 싸게 된 날부터 반복됐다. 아무리 강원도라지만 친구들로 하여금 너희 집은 감자 농사를 (에잇, 또 감자 타령) 짓는 게 분명하다는 누명을 벗을 수 없도록 한 나의 도시락.

감자채볶음에 감잣국까지는…. 심성이 착한 친구들이라, 그럴 수 있다는 너그러움을 기꺼이 발휘하려나 본데? 의심 없이 마지막 뚜껑을 연 밥통 가득 담긴 감자밥에 동시에 처지는 입꼬리란 공기로 느낄 수밖에. 이런 걸 가관이라고 하지.

"이야~~(감탄 아니고)."

"지인짜, 왜 이러신 데에~~~~?"

혹시 누가 돈 대신 감자로 빚 갚고 갔냐 물어오는 친구도 있었다.

소녀들은 차마 웃지도 못했다. 나? 그렇다고 울기도 애매해서 그냥 배가 아픈 걸로. 하지만 매번 배가 아프기는 쉽지 않지 않나. 내가 감자 요리를 절대 내 돈 주고 사 먹지 않는 이유다.

운동을 사랑하는 이들이여, 차라리 단백질을 챙겨라? 글쎄, 양심 상 이게 해답이라기도 사실 애매하다. 와상 생활을 한 달이나 치르고 복귀한 센터에서 나는 더 이상 최강 윤미일 수 없었다. 거울 앞에 서면 잔뜩 고개를 치켜올리던 거만한 아줌마는 한 달여 만에 어깨마저 굽어 시선이라면 주로 바닥 저 멀리 떨어진 동전 찾듯 산만했다. 초심이라기엔 늑골 사이사이 바짝 졸아든 기운을 감출 도리가 없었으니, 넘치던 운동 부심 다 어디 갔나 짠하다.

먹고 누워만 있기를 30여 일. 주문한 적도 없는 하복부 인격은 무료배송. 이건 뭐 택배마냥 간단히 반품도 어렵고. 얘부터 좀 도려 내야 간지가 나지 않겠냐고? no, no!

잃어버린 근육량에 영락없이 약속된 체지방량을 감량하자면 평소엔 시도도 안 했을 탄수화물 줄이기부터 살며시 다짐해 본다. 핵심을 잊은 채 중부지방 매트리스 제거 프로젝트 돌입. 당장 탄수화물을 반이라도 줄여 보자!

"회원님, 갈비는 돌아왔는데 제가 보기엔 정신이 아직⋯."

"왜 이렇게 힘을 못 쓰시지?"

"혹시 오늘 탄수화물 적게 드시고 오신 거예요?"

헉, 귀신도 이런 귀신이 없다. 사실 3대 열량 영양소 중 에너지를 공급하는 속도는 탄수화물이 가장 빠르지 않나? 운동 효율을 높이기 위해 절대 외면할 수 없는 에너지 원천인 그것, 3대 영양소 중 유독 다이어터들에게 미움받는 죄인 탄수화물. 사실 탄수화물은 아무런 죄가 없는데 말이다. 할머니와 엄마에 의해 감자는 내게 죄인이 되었다 쳐도 탄수화물은 무죄니까.

정제 탄수화물 중독에 대한 경계를 되새겨야 하는 건 맞지만 복합 탄수화물, 때로는 과당과 같은 단순 탄수화물도 분명 보탬이 된다는 점을 모르는 바 아니다. 탄수화물이 우리 몸에 진짜 해가 되리라는 건 낱개의 잘못된 상식이 빚어낸 편견이란 걸 기억하자.

나쁜 지방과 좋은 지방을 구별해 내는 감식안을 갖는 것처럼 탄수화물에도 적절한 잣대를 대어 보면 좋겠다. 목숨 걸듯 결연하게 다이어트를 해야 하는 경우만 아니라면, 죄 없는 영양소까지 외면하면서 체중계 수치만 잠시 낮추는 방식으로 몸을 혹사시키지 않기를 바란다. 살 빼려다 근육 잃고 대사이상까지 얻어 오기보다는 건강 체중을 유지하며 똑똑하게 몸을 지키기를. 탄수화물은 죄가 없으니까! 나도 이제 죄 없는 감자를 바라보던 야박한 시선부터 거두어야겠다. 차라리 눈을 감자!

영양소를 편애하지 않는 책 속의 조언

1. 저탄고지 다이어트의 함정

가장 구하기 쉽고 흔해 하루도 빠트리지 않고 먹게 되는 게 바로 탄
수화물 먹거리죠. 많은 사람이 식사로, 또는 이제 막 식사를 끝냈음에
도 불구하고 케이크나 빵이 들어갈 배는 따로 있다며 디저트로 이차
를 장식합니다. 이렇게 사랑받는 영양소가 밉상이 되는 순간이요? 몸
의 변화를 감지하고 늘어나는 뱃살을 더는 두고 볼 수 없어 다이어트
를 결심할 때면 이 세상 탄수화물 음식들은 돌연 죄인으로 둔갑하죠.
저탄수화물 고지방 음식으로 식이를 제한하는 저탄고지, 즉 키토제닉
다이어트 많이 들어보셨죠? 탄수화물을 주식으로 삼는 우리에게 탄수
화물을 최소화하라니 야박하긴 해도 효과 면에서 뭔가 솔깃해지는 식
단? 간절한 다이어터들로 하여금 괄목할 만한 결과를 기대하게 이끕
니다. 그런데 정말 탄수화물이 다이어트의 적일까요?

국립암센터와 서울대학교에서 의학연구원으로 일하다가 현재 식
습관 연구소를 운영하고 있는 류은경 작가의 저서 《완전 소화》에 따
르면 탄수화물은 결코 우리의 적이 아니에요. 우리 몸에서 가장 많은
에너지를 쓰는 뇌를 비롯한 주요 장기들이 탄수화물을 에너지원으로
사용하니 얼마나 귀한 영양소입니까. 즉 탄수화물 섭취가 제한되면

이들 장기가 제 기능을 못 하고 생명 유지가 어렵다는 의미이기도 합니다. 당이 없으면 무슨 수를 써서라도 당을 만들어 내야 생존이 가능하다는 점을 역으로 이용한 게 저탄고지 다이어트의 핵심이라고 할 수 있어요. 부족한 포도당을 만들기 위해 지방과 단백질을 분해하고 그렇게 된다면 살이 빠질 수밖에 없긴 하겠죠. 다만 이 다이어트가 지속되면 우리 몸은 산성화되고 근육 소실까지 일으키고요. 궁극적으로는 체지방이 늘어나 다이어트에 실패하는 결과를 가져옵니다.

2. 복합 탄수화물 vs. 정제 탄수화물

통곡물, 즉 현미나 통밀 등 껍질을 제거하지 않은 곡물이 복합 탄수화물이고요. 너무나 많은 먹거리의 주재료인 정제된 하얀 밀가루가 정제 탄수화물의 대표적 예입니다. 제가 주변 사람들에게 누누이 탄수화물은 죄가 없다고 강조하는 이유는 소위 살찌는 데 지름길이라는 문제 요인은 정제 탄수화물에 국한되는 경우라서 그렇습니다. 복합 탄수화물은 정제 탄수화물과 달리 혈당을 빠르게 상승시키지 않기 때문에 급격히 살이 찌는 것을 오히려 막아 주거든요. 우리가 즐겨 먹는 빵이나 과자, 케이크, 면 요리 등의 재료인 밀가루를 생각해 보세요.

정작 우리 몸에 유익한 껍질을 꼼꼼하게 제거해 버렸으니 먹는 즉시 혈액 속으로 흡수되어 혈당을 높이고 인슐린 분비를 촉진하는 결과를 가져오지요. 순간적인 혈당 상승을 덜 유발하게끔 당 지수가 낮은 형태로 된 탄수화물, 즉 흰쌀밥보다는 잡곡밥, 흰 빵보다는 호밀빵이나 통밀빵을 선택하는 편이 유익합니다. 당 지수가 높은 음식은 쉽게 공복감을 느끼게 하여 가짜 허기를 불러오지만, 당 지수가 낮은 경우 포만감이 커 식욕을 줄여 주는 효과가 있어 체중 조절에도 도움이 된답니다.

3. 지속 가능한 다이어트를 위해 경계해야 할 것

자타공인 국내 비만, 다이어트 전문가 박용우 의사도 자신의 저서 《내 몸 혁명》에서 비만의 원인은 칼로리 과잉이 아닌 정제 탄수화물 과잉 섭취라고 지적합니다. 단순히 탄수화물의 문제가 아니라 혈당을 빠르게 높이는 정제 탄수화물 섭취가 과할 때 쓰고 남은 에너지가 지방조직에 빠르게 축적되어 체지방이 늘어나는 거죠. 비만 치료에서 정제 탄수화물의 과잉 섭취로 지방간과 인슐린 저항이 생긴 환자를 치료하려고 본인의 몸이 회복되는 시기까지 정제 탄수화물 섭취를 제한하는 이유도 이 때문입니다. 그는 우리가 이제 칼로리 개념을 잊어야 한다고 지적하면서, 그러지 않는 한 비만에서 벗어날 수 있는 해법은 없다고 충고합니다. 극단적인 식이에서 벗어나 영양이 균형 잡힌 식단이 보장되어야 근육을 잃는 피해도 줄일 수 있으니까요. 본인 몸에 필요한 질 좋은 탄수화물을 제공해야 운동에 필요한 에너지를 보충하고 근육 손상을 최소화할 수 있거든요. 아무리 단백질을 잘 섭취하고 운동을 해도 적절한 탄수화물이 없으면 근육량이 줄어든다는 점을 반드시 기억해 주세요.

4. 이별 선언? 탄수화물과 어떻게 헤어지겠어요

일본 다카오 병원 당뇨병 치료 의사이자 저탄수화물 식단 전문가 에베코지는 그의 저서 《탄수화물과 헤어질 결심》에서 당뇨 환자일수록 쌀밥 과다 섭취를 경계해야 한다고 주장합니다. 대상이 당뇨 환자라서 가슴을 쓸어내리고 계신가요? 저의 경우는 소중한 가족 구성원 중 당뇨 환자가 있어 근심이 생기는 지점이었죠. 그런데 이보다 더 인상적인 내용은 하루 한 시간 이상의 육체노동이나 운동을 하는 그룹은 쌀밥 섭취와 당뇨 발병률 간의 연관성이 없다는 내용이었습니다. 저희 시아버님께서도 쌀밥을 즐기시지만 젊은 사람 못지않은 근력과 건강수명을 유지하고 계신 비결이 바로 움직임에 있었구나 싶어 마음을 좀 내려놓았고요.

에베코지 의사의 책 내용은 운동 효과가 식이의 한계를 상쇄할 수 있다는 가능성을 방증합니다. 운동이 탄수화물 과다 섭취의 폐해인 제2형 당뇨병 발병 위험을 줄이므로 비정제 곡물 섭취와 함께 꾸준한 운동을 병행하여 만성질환에서 자유롭게 되기를 저도 함께 제안합니다. 밥심과 때론 빵심, 떡심으로 사는 우리가 어찌 탄수화물과 영영 이별하겠습니까.

5. 탄수화물, 먹지 않으면 안 될 이유

앞서 말씀드린 것과 같이 《내 몸 혁명》의 저자이자 비만 다이어트 전문가 박용우 교수는 바른 지방 대사를 위한 첫 단계로 '탄수화물 섭취 제한하기'를 강조합니다. '그럼 그렇지, 탄수화물은 옳지 않아!'라는 생각이 드시나요? 아닙니다. 다시 건강한 몸으로 돌아가는 한 달 다이어트의 1단계, 그중에서도 3일 정도만 바짝이요. 탄수화물 섭취가 제한되면 몸은 그간 비축해 둔 글리코겐을 포도당으로 분해해서 사용해요.

다만 하루 이상 탄수화물 섭취가 이루어지지 않으면 다음 타깃은? 단백질이거든요. 근육이 희생당할 수밖에 없습니다. 3일 이상 탄수화물을 들여보내 주지 않을 때에야 비로소 케톤이 생성되며 지방이 사용됩니다. 앞서 말씀드린 대로 뇌를 비롯한 주요 장기들에게 절실한 에너지원인 포도당을 공급해 주어야 해요. 어찌 됐건 이쯤에서 지속적으로 탄수화물 섭취가 제한되면 어떻게 되냐고요? 몸에서 지방 태우려 울며 겨자 먹기로 잃던 근육과의 본격적 작별이 불가피합니다.

대부분의 카더라 다이어트 비법의 공통점이 뭘까요? 매우 극단적이라는 거잖아요? 상당히 편향적이라 주로 '절대… 하지 마라' 식이 많아요. 해 보면 유익한 건강 습관도 '절대'에 부응하기란 어렵잖아요. 예컨대 수면시간을 지키라든지, 좌식 시간을 줄여 보라든지, 당이나 가공식품 내지 정제 곡물의 최소 섭취를 권장한다는 제안도 365일 빠짐없이 지켜내기란 힘드니까요.

너무 신박한 '제한형 아이디어'라면 건강수명을 위해서라도 덥석 물지 맙시다, 우리. 특정 음식 섭취율만 늘린다거나, 중량을 과도하게 요구하는 운동만을 고집한다거나, 건강보조식품으로 식사를 대체하는 것도 모자라, 심지어 랩 따위를 두 다리에 친친 감는다거나?

03
이놈의 계집애의 걸음걸이

"이놈의 기지배."

어린 시절 나의 다른 이름이 그랬다. 유독 두 사람만이 윤미라는 멀쩡한 이름을 두고도 나를 그리 불렀다. 굳이 비효율적으로 세 배나 고생하면서까지 길게도 불러 댔었다.

할머니의 것은 하필 둘째도 아들이 아니라는 이유를 시작으로, 눕혀만 놓으면 징그럽게 울기에 그랬단다. 살림 밑천인 데다 생김새마저 공주 같은 첫 손녀에 비해, 없는 집에 다행히 없는 듯 자라준 게 기특해서였을까? 그 덕에 '우리 강아지'로 잠시 효율을 높이나 싶더니, 격동의 사춘기를 거치며 다시 원점으로 돌아가 한참을 이놈의 계집애로 자랐다.

다른 한 명은 나의 담임인 적도 없으면서 담임보다 더 치열하게 잔소리를 일삼던 걸스카우트 대장 선생님이었다. 초등교사가 된 지금도 그 시절의 학교 문화를 이해하기 어렵게 옆 반 선생님조차도 남의 반 아이들 집안 사정을 속속들이 꿰고 있는, 참으로 끈끈한 조직이 내가 다니던 명주초였다. 운동장 한가운데 서서 간단히 안구만 굴려도 뉘 집 자식이 등교 중인지 알기란 어렵지 않았다. 눈곱을 달고 학교를 가든, 아침밥을 일주일째 거르든, 땟국이 절어 있는 옷을 닷새째 입고 간들 누구 하나 나의 등굣길에 눈길을 줄 리 없던 시절.

겉은 챙기지 못해도 꼴에 안으로는 체면치레 좀 할 나이였을까? 열두 살 소녀에게 고작 걸음걸이로 시비를 거는 어른이 매일 같이 운동장에서 레이더를 곤두세우고 날 기다린다는 사실은 이따금 개근상을 포기할지 말지를 고민하게 만들었다.

그렇게 족히 2년 가까이 아침 시간 또는 방과 후면 자를 대고 그린 듯한 회백 가루 선에 맞추어 워킹 연습을 해야 했다. '슈퍼 모델이 장래 희망은 아닌데 말이지', 내가 이 짓을 왜 하고 있나 싶어 복장이 터지거나 억울하지 않았던 건 아니다. 아마도 그 시절, 나에게 몸과 마음의 시선을 함께 건네주던 유일한 어른이라 남몰래 고마웠던 건 아닌가 한다. 이놈의 계집애까진 아니어도 옆집 아줌마, 건넛집 할머니 할 것 없이 죄다 나를 '불운한 아이'로 명명하던 시절이었으니까.

"이놈의 기지배, 너 그래 가지고는 평생 시집도 못 가. 임금님 납신다, 아주 그냥."

어라! 딸도 없는 양반이 공연히 걸음걸이를 살피다 말고, 남의 집 딸 혼사 길까지 걱정한다. 1990년대 오지랖퍼, 장창열 선생님.

내가 신부가 되던 날, 다행히 웨딩드레스가 걸음걸이를 잔뜩 가려준 터라 그는 잔소리 대신 기쁨으로 울었다. 곱다는 말, 예쁘다는 말을 꼬깃꼬깃 아껴 두던 잔소리쟁이가 20년 치를 한꺼번에 쏟아내며 눈물을 훔쳤다.

고질병을 끝내 고치지 못한 그 옛날 그 계집아이가 어찌저찌 시집을 가서 아이도 낳고 그럭저럭 사는 걸 보면, 팔자걸음을 뜯어고치지 않고서야 처녀 귀신으로 생을 마감하리라는 선생님의 논리는 기우가 맞았다. 내기도 하지 않았는데 어째 내가 이긴 셈이다. 부모님의 빈자리를 채워 주려고 먼 걸음 하셨다가 감히 눈물을 보이는 일이 선생으로서 아니 될 일이라 여기고 먹지도 않은 밥값을 열 배는 더 치르고 황급히 자리를 뜨셨다. 언어 사용의 효율이 묘연했던 분이 이름 대신 "딸!" 하고 안부 전화를 하기 시작한 건 아마도 아빠가 의식을 잃은 날부터였던 걸로 기억한다.

살다 보면 매일 걷던 길, 익숙한 공간에서조차 이방인이 되어 버리는 날이 있다. 허공 말고는 딱히 시선을 둘 곳이 없어 눈을 감아 버리면, 대상을 특정하지 못한 원망과 힐난으로 온 마음이 점철되고야 마는 삶이 내 것이었다. 열세 살 소녀가 남몰래 언어 기능을 잃는 순간까지, 한 아이를 위해 매일 아침 운동장에 곧게 라인을 긋던 마음의 깊이를 나로서는 알 길이 없다. 걷기, 걷게 하기. 밤새 울었을 아이를 환대하는 선생님만의 방식이었으리라.

걸을 때마다 나는 살아갈 힘을 얻는다. 보호자의 온기가 부재했던 시절, 운동장에 내려진 동아줄. 그것을 마음으로 움켜쥐고 걸었나 보다. 그래서인지 걷기란 어딘지 모르게 체온이 느껴지는 일이라 수고롭지 않다. 나를 위한 누군가의 수고를 떠올리게 되는 일.

남들에게는 살을 빼기 위한 일이거나, 무릎 통증을 해결해 보려는 수단이 나에게는 그저 회복의 일이 되었다. 돌이켜 보면 내게도 상대에게도 생경했을 다정함이 있었기에 몸도 마음도 기꺼이 일으켜 걸을 힘을 내어 보지 않았을까? 덕분에 불운하지만은 않았을 어린 시절에 대한 그리움을 더욱 공고히 한다.

다른 의미에서 걷기는 누군가의 병을 낫게도, 때론 병이 나게도 한다. 신중할 필요가 있는 이유다. 그 시절 선생님이 내게 베푼 애정을 흉내 내며 귀한 지인들에게 나도 따라 잔소리를 일삼는다. 무턱대고 걷지 말라고. 제대로 걸을 수 있는 몸을 먼저 만들라고 말이다. 울며 겨자 먹기로 걷고 있긴 한데 무릎이 자꾸 닳아 버려서 오히려 이러다 영영 두 발로 못 걷는 건 아닌가 염려하는 이들에게 '제대로' 걷는 법부터 익히라고 말한다. 관절이 망가진다는 통념과 달리 몸을 계속해서 움직이거나 바른 자세로 걷는 일은 관절염을 앓게 될 가능성을 오히려 낮춘다고.

의자에 몸을 기대고 소파에 전신을 눕히며 하는 말, '아이고, 편하다', '이제야 살겠다'라는 외침은 미안하지만 틀렸다. 앉아 있는 시간이 길어질수록 궁극적으로는 불편한 삶을 살게 되니까. 이대로 계속 활동량과 근육 운동량을 줄이고 소파와 한 몸이 되다가는 이러다 죽겠네 싶은 순간이 꼭 온다.

'네 발'로 걷고 싶은가, 아니면 '내 발'로 걷고 싶은가?

협박이라 느낀다면 맞다고 화답하자. 이거 협박이니까 지금 당장 '잘 걷고, 이왕이면 잘 걸을 수 있는 몸부터 만들라'고 말이다.

황천길 늦추기 위한 바른걸음

1. 인생 조언, 근거 있어?

운동은 약, 걷기는 명약이라는 표현이 괜히 나온 게 아닙니다. 내재 역량의 의미를 다시금 되새겨 주고, 가능하면 노화를 늦춰 보도록 거듭 집필하며 선한 영향력을 전하는 분이 있어요. 바로 서울 아산병원 노년내과 정희원 교수님이죠. 이분의 말에 주목해 보면 좋겠어요. 정상적 일상 활동을 하는 경우, 자연스러운 노화에 따라 1년에 근력 1퍼센트 정도가 감소하는 데 반해, 침상에 누워 있는 상황이라면 하루에 1퍼센트 속도로 감소하는 것이 근력이라고 합니다. 사람이 최소한으로 걷게 되는 경우 무려 하루에 1년 치의 근력을 잃게 되는 셈이죠. 움직임과 노화 속도 간의 반비례 관계는 우리에게 운동과 걷기의 가치를 새삼 강조해 주는데요. 그렇다면 어떻게 걸어야 '제대로' 걷는 것일까요?

2. 이제 이렇게 움직이시죠

① 몸의 코어인 허리부터 바른 자세를 갖추도록 합니다.

② 요추전만(요추가 앞쪽으로 굽어 있는 완만한 C자형 상태)을 만든 후 허리를 뒤쪽으로 살짝 젖히며 몸을 꼿꼿이 세워 걷도록 하세요.

③ 양쪽 날개뼈인 견갑을 움츠리지 말고 등 뒤에 붙이고, 아래로 하강시킨다는 느낌으로 가슴을 활짝 여는 자세가 중요합니다.

④ 걸음을 내디딜 때 뒤꿈치부터 땅에 닿게 하여 자신의 체중이 발바닥을 거쳐 앞꿈치로 이동되도록 걷습니다.

3. 지금, 잘못 걷고 계십니다

① 팔자걸음은 무릎관절에 무리를 주고, 걸을 때 대둔근 사용이 줄어 운동 효과를 감소시킵니다. 엉덩이 근육의 힘이 약해진 경우가 많으니 엉덩이 근육 강화 운동이 선행되는 게 맞아요.

② 평균 70세 이상, 본격적으로 근감소증이 오는 나이가 아님에도 불구하고 걸을 때 시간이 지날수록 허리가 점차 구부러지지 않는지 점검해 보는 것이 필요해요.

③ 걸을 때 과한 턱 당김은 목디스크에 압력을 높이므로 턱은 살짝 치켜드는 편이 낫습니다.

④ 허리디스크 환자조차도 통증이 생기지 않는 범위에서 적절한 과부하를 주는 걷기는 분명 도움이 됩니다.

4. 걷기의 득과 실, 걷기를 위한 기본기를 먼저 다지세요

걷기만으로 100세 시대를 살아갈 건강수명, 늘릴 수 있을까요? 반은 맞고, 반은 틀립니다. 나이가 들수록 일상생활을 유지하는 데 보행 능력은 필수 맞지요. 자동차를 이용한 이동을 대체하는 가동성 측면에서의 걷기운동이라면 환영할 만합니다. 하지만 체력 또는 근력을 위한 기능적 측면에서 별도로 하는 운동이라면 답은 달라질 거예요. 더욱이 노화가 진행될수록 근감소증을 피할 수 없으니 근력운동 없이 오로지 걷기만을 한다면 문제가 생길 수 있습니다.

잘못된 방법으로 걸으면 오히려 발바닥에 족저근막염이 생기거나 무릎에 퇴행성 변화가 야기되기도 하고요. 허리에도 영향을 주어서 통증을 가져오기도 하죠. 무릎 주변 근육이 약한 상태에서 걷기운동을 고집하다 보면 연골 손상으로 운동 의미가 상쇄됩니다. 근골격계 질환 예방 및 관리 차원에서라도 걷기 전, 반드시 내 몸의 현 위치를 진단 받으세요. 아프지 않고 건강하기 위해 열심히 걸었을 뿐인데 예기치 않게 얻는 것보다 잃는 게 많은 셈이 되면 곤란하니까요. 앞서 강조한 바른 걸음 자세는 물론이고, 고관절을 올리는 근육인 장요근, 앞쪽 허벅지 근육 대퇴사두근, 걷기에 필수인 엉덩이 근육과 같은 큰 근육들을 단련하여 하체 근력을 강화하는 게 선행되어야 합니다.

노년기의 걷기를 위한 기본기 측면 말고도 체력 보강이나 다이어트

측면에서도 드릴 말씀이 많아요. 걷기가 운동이 되냐는 질문에 뜻밖에 아니라고 답한 서울대학교 체육교육과 김유겸 교수님의 답변에 저역시 상당 부분 동의합니다. 엄밀히 말하면 걷기가 효율 높은 운동은 아니니까요.

이게 무슨 소리냐고요? 배신감까지 느끼실 수도 있습니다. 칼로리 소모량이 적다는 점은 차치하더라도 시간 대비 효율이 매우 낮다는 점에서 가성비가 별로 좋지 못한 건 사실이에요. 가족애를 도모하려는 식후 산책이라면 OK. 허리디스크로 몸을 굽히는 자세 또는 중량운동이 어려운 환자의 경우라면 모를까 보통의 사람들에겐 할애하는 시간에 비해 운동 효율이 높지 못해 단독으로 하기에는 한계가 많답니다. 근력운동을 추가해 먼저 잘 걷는 몸 상태를 갖춘 후 걷기 바랍니다. 걷기를 더 잘하기 위한 운동들부터 먼저요.

04
어버이날이라면
운동화보단 덤벨이 낫습니다

그런 친구가 있다. 분명 커피 한잔하자며 자기가 먼저 전화를 걸어 놓고는 마주 앉은 게 무안할 만큼 말이 없는 아이. 별다른 말 없이 정말 커피 한잔을 홀짝홀짝 오래도 마신다. 맛있냐? 그렇게 휴대 전화만 들여다보다 말고 "나 간다. 또 봐"라고 쿨하게 자리를 뜬다. 그러곤 정말 우리는 어김없이 또 본다. 보는 건 맞는데 여전히 커피한잔을 하면 헤어지는 사이. 뭐, 그렇다고 꼭 두 잔을 마셔야 친구란 말은 당연히 아니지만, '얜 도대체 나를 왜 보자는 거야?' 매번 투덜대면서도 사실 만나면 가장 편한 아이가 아정이다.

"뭘 그렇게 열심히 찾아?"

"가정의 달이잖냐."

"아빠 아닐 테고, 엄마?"

'발 편한 워킹화'라는 검색어로 여기저기 신발 쇼핑몰을 전전하고 있는 모양이었다.

"신발 좀 알아? 아, 맞다. 너 운동 좋아하잖아. 같이 찾아보자. 얼른."

간만에 우리가 '같이' 뭔가를 한다는 게 사뭇 어색해지려다 말고, 아정이 어머니라면 내게 친정엄마의 빈자리를 종종 채워 주시는 존재나 다름없으니 못 할 일도 아니었다.

"신발이 필요해? 단화 뭐 그런 거 말고 운동화여야 하고?"

산악회 비스무리한 모임에 가실 일이란 일체 없는 분이란 건 익히 알고 있던 터라, 하필 육십이 훌쩍 넘은 어머니의 선물이 운동화이어야 하는 이유가 궁금해지려던 참이다.

긴말 없는 것을 질색하는 그녀의 성질머리를 누구보다 잘 알고 있는 게 나라, 질문은 던지지만 답을 구하고자 한 건 아니었다. 근데 뭐지? 어쩐 일로 친절 답변, 자세할 줄도 안다.

"우리 엄마 걷기운동 시작했잖아. 지난달 건강검진 결과 나오고 언니도 나도 충격 먹어서. 그래도 내가 혹시 느지막이 시집이라도 가서 애라도 덜컥 낳아 봐. 난 너처럼 혼자 키울 자신은 없지 않겠니? 우선 엄마가 아프지라도 말아야 손주 똥 기저귀라도 갈아 주지. 안 그래?"

이건 철이 들어서 하는 말인지, 아직도 철들 줄 몰라서 하는 말인지. 잠시 헷갈린다. 오늘따라 더럽게 말 많다 싶다가도, 새삼 솔직한 친구의 말에 열심히 고개만 끄덕이며 '발 편한 운동화'를 골라 주었다. 내가 미쳤지.

무식했다. 무식하면 가만히라도 있을 걸, 그녀가 느껴도 될 죄책감을 어째서 나만 느끼고 있는 건지. 운동에 있어서는 아직도 무지한 아정이는 내가 얼마나 미안해하고 있는지 이 책을 받아들고 나서야 쌍욕을 퍼붓겠지(아무래도 출간하게 되더라도 그녀에게만큼은 숨기는 편이 낫겠다).

이유인즉 곰곰이 생각해 볼수록 아정 어머니께서는 걷기를 하면 안 될 분이라 그렇다. 대개 젊은 시절 너나 할 것 없이 경제활동으로 바삐 살아가다가 이제 좀 여유가 생길 만하면 자신의 몸을 들여다본다. 건강검진 결과 적신호가 커졌다 싶으면 조바심이 나서 건강식이랍시고 채소 반찬에 현미밥으로 돌연 변신. 또 양은 어떤가? 소식해야 오래 산다며 제대로 된 진단도 없이 식사량을 급격히 줄이고, 가장 접근성이 용이한 걷기운동에 열을 올린다. 실제 '아정이네'가 그랬다. 흑! 어머님, 소녀를 용서해 주시옵소서.

우리 동네 호수공원과 내가 다니는 센터 풍경만 보아도 죄다 거꾸로 가고 있어 안타깝다. 오히려 20대, 30대 젊은이들이 걷고 뛰며 두 다리를 이동 수단 삼는 게 바른 행보요, 아정이 어머님처럼 자세가 떨어지고 근감소증이 한창 진행 중이신 노년기 어르신들이라면 저강도라도 괜찮으니 근력운동을 해야 맞다. 본인 몸의 중량을 기본으로 하는 전신 근력운동(예 : 브릿지) 정도로도 충분하다. 공원 여기저기 구부정한 자세로 꾸역꾸역 걷고 계신 노인분들이 너무나 많고, 피트니스센터를 다니는 것이 유행처럼 번진 시대라 그런지 센터에는 절반 이상이 20대 젊은이들로 붐빈 지 오래다. 덩달아 젊어지는 것 같아 기분이 업되다가도 종종 비밀도 아닌 건강 기밀을 마구 누설하고 싶어진다. 내가 뭐라고.

인간이 살아가며 겪는 슬픔이란 주로 오겠다는 기별도 없이 들이닥치듯, 병이란 것 역시 다르지 않다. 제 딴에는 하루 이틀 인기척을 주고 있는지 모르지만, 바쁘다 퉁 치며 사느라 힌트를 건네도 받을 줄을 모르는 게 현대인들 아닌가. 걸을 만했는데, 버틸 만했는데, 건강이라면 자신 있었는데 정도로 지난날을 추억하는 시점엔 이미 잃어버린 건강수명이 아쉬울 따름.

"난 글렀어. 너 먼저 가."

등산하거나 계단을 함께 오를 때면 본인보다 거뜬한 아내를 두고 건네기는 하나 상대는 받지 않는 남편의 농담이 이렇다. 농담이 진담이 되는 순간이 기어이 오고야 만다면 '난 글렀다'라고 말해도 좋을 연령이란 어떤 기준에서 정할 수 있을까? 부디 젊을수록 불편하게 이동하는 편이 낫고, 나이 들수록 근육에 집중하도록 하자.

무지했던 시절부터 감이란 게 있었나 보다. 10대 전단지 알바를 시작으로 20대 대학 시절 내내 가동성 높은 두 다리를 버스 삼아 많이도 걸어 다녔다. 한두 시간은 기본으로 일부러도 걷고, 과외 알바를 갈 때면 교통비 아껴볼 심산으로 주구장창 걸었다. 건강도 챙기고(이럴 생각은 아니었지만), 돈도 챙긴 셈이다. 몇 푼 되지도 않았을 텐데 오직 티끌 모아 태산이라는 속담에만 진심인 편. 알뜰히 움켜쥐며 지내 봐도 돈이란 모일 줄 모르나, 그나마 그때 갖춰 둔 체력을 갉아먹으며 가장 바쁜 시기를 근근이 버텨 온 건 아닌가 싶다. 20대 운동 유목민 시절은 차치하고, 30대와 40대를 요가, 필라테스, 웨이트 트레이닝 순으로 운동에 흠뻑 젖어 살았다. 유산소, 유연성 운동에서 점차 근력운동으로 옮겨 갔으니 의도치 않게 전문가들의 조언과 맞아떨어진 격이다. 본의 아니게 나에게는 옳았고, 아정 어머니에게는 틀렸던 거다.

무슨 운동화냐며 차라리 1킬로그램, 2킬로그램짜리 덤벨을 한 세트씩 사 드리라고 면박을 줬어야 하는 건데. 미안해 죽겠다. 노년에 건강 상태를 유지해 병상 생활을 최소화하고, 간병비를 절약하는 일이야말로 미리 행동으로 준비하지 않으면 하루하루 일상이 녹록지 않을 일이다.

2024년 3월 한국은행이 한국개발연구원(KDI)과 공동 주최한 세미나에서 발표한 '돌봄서비스 인력난·비용 부담 완화 방안' 보고서를 주목하지 않을 수 없었다. 요양병원 등에서 개인이 간병인을 고용할 경우 드는 비용은 2023년 기준 월 370만 원으로 추정됐다고 한다. 고령 가구 평균 소득보다도 70퍼센트 높은 수준이다. 더욱이 이는 어디까지나 지난해 기준. 오르면 올랐지, 양질의 서비스를 보다 저렴하게 누릴 것이라는 기대는 애초에 포기하자. 게다가 간병비 부담 등으로 가족의 노동시장 참여가 제약되면 결국 경제적 손실은 불가피하다는 고용분석팀 채민석 과장의 지적은 정확했다.

폐암으로 병상에 있던 아빠를 위해 어렵게 얻은 직장과 서울살이를 포기하고 간병 이모님과 번갈아 병실을 지켜야 했던 나의 언니를 떠올리게 만드는 워딩. 제약과 손실. 지금의 젊은 층이 과거보다 더 나은 환경에서 늙어 가리라고 누가 자신할 수 있을까? 운동하지 않고는 더 묻기 어렵다. 이 책을 읽고 있을 지금 두 발로 기립할 수 있고, 보행이 수월한 독자라면 최대한 본인의 두 다리를 활용하기를. 고령자의 가족들이라면 어버이날일수록 운동화보단 덤벨을 선물하는 게 어떨까?

연령별 차등을 두면 좋은 것

1. 걷기와 근력운동 비중 말고 신경 쓸 것이 또 있다고요?

맞습니다. 앞서 말씀드린 것처럼 젊을수록 걷기나 뛰기로 가동성을 높이고, 50대 이후라면 근육을 유지하거나 늘릴 수 있는 방향으로 운동을 해야죠. 물론 이 말은 40대라고 근력운동이 필요 없다는 뜻은 아니에요. 고령자들에게 있어서 걷기와 근육운동 중 우선되어야 할 것이 무엇인지를 강조한 겁니다. 그런데 말이죠. 운동 말고도 차별을 두어야 하는 것이 또 있네요. 최근 젊은 분들에게 화두가 되고 있는 관심 단어가 아마도 단백질 아닐까요? 프로틴 음료들도 너무 빠르고 다양하게 상품화되고 있는 실정이고요. 맞습니다. 단백질 섭취 너무 중요합니다. 특히 같은 성인이라 할지라도 젊은 층보다는 노년층에게 단백질 요구량이 훨씬 높다는 걸 기억해 주셔야 해요.

2. 단백질, 왜 어르신들에게 더 많이 필요한데요?

노인의 단백질 요구량이 왜 많을까요? 노년기에 접어들면서 발생하는 근감소증은 여러 면에서 건강에 악영향을 미쳐요. 근감소증은 낙상과 골절의 주요인이 되고 지팡이를 짚거나 누군가의 도움 없이는 자리에서 일어나는 간단한 움직임조차 어렵게 만드니까요. 질병이나 다름없죠. 노년기 어르신들이 일반 성인과 같은 효율로 단백질을 사용할 수 없다 보니 양적으로 충분해야 버틸 수 있어요. 이렇듯 높은 단백질 요구량을 충족시키지 못하면 어떻게 될까요? 근육이나 제지방(체지방을 제외하고 근육 및 뼈, 장기, 뇌, 수분 등 인체를 구성하는 모든 요소를 합한 것)이 손실되고 면역 기능까지 저하될 수 있답니다.

3. 단백질, 그럼 얼마나 먹으면 되나요?

노년기 어르신들은 체중 1킬로그램당 하루 평균 1.0그램에서 1.2그램 정도를 섭취해야 합니다. 노인분들께서 근육 성장을 늘리기 위해 먹어야 하는 단백질의 한 끼 양은 대략 25~30그램이고, 이는 류신으로 치면 약 2.5~2.8그램 정도를 먹는 것입니다. 류신은 근육 성장을 위해 그 어떤 영양소보다 강조되고, 필수 아미노산 중에서도 근육의 열쇠라고 평가될 만큼 특별해요. 운동 시 가장 효과적인 근육의 먹이가 되어 주고요. 새롭게 근육합성이 이루어질 때 주재료가 되거든요.

근력운동이 가능한 어르신들의 경우는 운동 전이나 직후 유청 단백질 음료 등의 보충제를 드시면 근육 회복에 도움이 될 수 있습니다. 단, 순수한 단백질은 특유의 독특한 향미를 지니거든요. 그러므로 맛이 너무 달거나 좋다면 단백질 함량을 한 번쯤 체크해 보는 게 좋아요. 동물성 단백질 보충제의 경우 콜레스테롤 함량이 지나치게 높지는 않은지 확인하고, 평소에 유당 불내증이 있다면 농축된 유청 단백질을 사용한 제품은 피하는 게 좋겠죠?

4. 많을수록 좋기만 할까요? 지나치면 독이죠

면역학 의사 에이미 샤는 내가 X 피곤한 이유를 이제야 찾았다는 신간 도서《나는 도대체 왜 피곤할까》에서 단백질은 과대평가 되었다고 주장하고 있어요. 너 나 할 것 없이 단백질 부족을 문제 삼고, 시중에 쏟아져 나오는 프로틴 음료, 단백질 바들을 바라보고 있자니 흐물거리는 팔뚝 살은 죄다 단백질 부족 탓인 듯합니다만. 충분히 섭취하는 것이 건강의 지름길 아니냐고요? 앞서 말씀드렸듯이 단백질은 분명 필요합니다.

이론적으로만 본다면 나의 뼈와 근육을 탄탄히 채워 주고 세포 구성에도 보탬이 되니까요. 하지만 평소에 이미 식사로 적절하게 섭취하는 데도 필요 이상으로 고단백 식단을 챙기다가는 심부전 위험을 높이거나 비만, 당뇨 등으로 발전할 위험성도 있다고 합니다. 각종 매체에서 단백질이 너무 주목받다 보니 묻지도 따지지도 않고 고단백 식이를 선택하는 분들이 의외로 많더라고요.

특히 대사 과잉이 우려되는 젊은 성인들의 경우라면 오히려 과도한 고단백 식사는 노화 속도를 앞당길 수도 있다고 하니 자신에게 적절한 양을 따져 보는 게 좋겠습니다. 단백질의 양 조절 못지않게 질에도 관심을 가져야 맞고요. 가공육을 멀리하는 것은 기본, 가공된 단백질 파우더나 머슬 밀크 따위를 굳이 챙겨 드시진 마세요. 이것 못지않게 백해무익한 습관이 있다면 다이어트를 핑계로 편의점 단백질 음료를 식사 대용으로 대체하는 일, 없어야 하고요. 이왕이면 가공품 말고 살아 있는 음식으로 몸 챙기길 바랍니다.

05

운동 기본기는
영어 학습처럼

출강 요청이 또 들어왔다, 영어학습법.

강의를 의뢰받으면 주로 영어교육, 초등 입학 내지 리더십, 학급 운영, 격려 양육. 사실 그 어느 것보다 유독 회신에 뜸을 들이게 되는 영역이 영어다. 언어 학습의 기본 전제를 납득하고 제대로 접근하는 이들보다 남들의 결정이 내 것인 양 함묵하고 따라가는 경우가 많다 보니, 적극적인 가이드해 주려다가 자칫 원성만 사고 끝나기 쉬운 영역이 하필 영어니까. 일부는 학부모로서의 불안을 잠재우고자 연 지갑 덕에, 나머지는 베블런 효과가 발휘된 덕을 보고 있는 게 바로 우리나라 영어 사교육계의 유지 비법이라고 감히 말한다.

남편과 나는 대학원에서 영어교육으로 학위를 받았다. 우스갯소리 삼아 나는 그를 '부유한 유학파 윤 선생', 나 스스로는 '가난한 국내파 최 선생' 정도로 부른다. 중등 영어 교사 자격도 소지했고, 다시 입학한 교대에서도 초등 영어교육을 심화전공으로 삼은 데다, 테솔 자격증도 집 안 어딘가에 처박혀 있긴 하다. 초짜라고 불리던 시절부터 일반직 공무원을 대상으로 영어연수도 하고, 유·초등 신규 교사를 선발하는 임용고시 2차 영어면접관 직함도 얻어 그들의 합격 여부에 미미하게나마 영향을 미쳐 왔다. 모 출판사의 영어 교과서 작업에도 살며시 참여한 경험이 있다 보니, 남들이 나를 영어 전문가라 부를 때 양심에 먹칠하지 않을 만큼만 겸손을 표하는 편이다. 젠체하며 굳이 떨뜨리다가는 본전도 못 건질 테니까.

사정이 이렇다 보니 남편과 내가 아이를 낳아 기르면 약속이나 한 듯 이중언어를 유창히 구사하는 아이가 뿅 하고 등장하리라 믿었나 보다. 주몽도 아닌데 느닷없이 그런 아이가 알에서 깨어날 리 없을 테고, 태생이 어떠하건 그 아이를 기필코 언어 영재로 둔갑시킬 수 있는 역량, 아니 욕심이 우리에게 있는 줄 알았을 터. 누가? 우리를 제외한 주변인들이.

그런데 이를 어쩌나. 우리에겐 애초에 바다 건너 먼 나라 언어를 급히 노출시킬 의지란 눈곱만큼도 없었으니 말이다. 성격도 식성도 취미마저 한결같이 달라 '우린 어쩜 이리 안 맞지?'라고 고개를 젓던 부부. 열에 아홉이 등을 졌고, 나머지 딱 하나가 바로 교육관이었던 모양이다. 맞춤옷같이 꼭 맞았다.

보통의 가정이라면 주로 열심을 다 하는 영어 노출의 효과나 필요를 알지 못해서였을까? 그럴 리 없다. 보고 배운 게 영어교육인데, 익은 밥 먹고 선소리할 수야 없지 않겠나. 다만 '때'를 기다렸을 뿐.

유일하게 애쓰지 않고 자연스레 했던 일이 우리말 책 읽어주기와 각자의 책 읽기였고, 쓸 줄만 모를 뿐(혹시 알았으려나?) 오래도록 아이는 책으로 듣고, 말하고, 읽는 흉내를 내며 일곱 살이 되었다. 가나다라도 배우지 못한 아이가 하루 종일 몇백 페이지에 달하는 소설을 끌어안고 읽어 내려가는 게 가능하냐 물어온다면 그렇다고 답한다. 가와 나를 구별하고 쓰는 일이 선행되어야 긴 텍스트를 이해하고 글밥 많은 책을 읽을 수 있는 건 아니었던 거다. 제 딴에도 보고 자란 짬밥이 있었는지 제법 미립나서 활자를 거부할 줄 몰랐다.

서울대 나민애 교수의 《국어를 잘하는 아이가 이긴다》라는 책의 제목은 내 맘에 썩 차지 않지만, 저자가 담은 함의에는 온전히 동의한다. 심지어 영어를 비롯한 다른 언어를 습득하는 데도 모국어 능력이 주효할지는 두고 볼 필요가? 없다. 물 흐르듯 우리말을 잘 듣고 잘 말하고 읽는 입력이 차고 넘치고 나니 더듬더듬 써 내려가던 자음과 모음이 제 문체를 갖춘 유려한 글이 되기까지는 가쁘게 속도가 붙었다.

우리 말을 익히는 영유아들에게 식사 시간, 놀이 시간, 씻는 시간

등 익숙한 갖가지 상황들이 습득에 실마리가 된다. 의미 있는 타자의 반복된 입력은 그들에게 매 순간 유의미하다. 그런데 마치 영어라면 더 다양한 혹은 뭔가 특별히 준비된 입력이나 흥미로운 자료가 제공되어야 효과가 높고, 반복된 훈련(drill)은 구식이란 편견이 좀 있다. 아니, 많다. 유독 교육에 있어 유행에 민감한 대한민국 풍토가 그렇다.

모국어 능력이 탄탄해지는 그 '때'를 기다려 온 우리 부부가 가성비 좋게 3~5분짜리 무료 영상 서너 개로 아이의 듣는 귀를 틔워 주었다고 하면 도무지 믿질 않는다. 그럴 리 없지, 뭔가 있을 거야 싶은가 보다.

돈을 많이 들이면 절로 듣기 역량이 향상된다고 누가 그러던가? 어디에 나와 있는지…. 영어라면 더더욱 초기 입력 시기엔 힘들여 다양할 필요? 미안하지만 없다는 게 내 생각이다. 첫 아이뿐만 아니라 나를 거쳐 간 수백 명의 아이들에게 외국어 학습을 지도하며 얻은 경험상 그렇다. 영어 전담 교과를 맡은 해, 3월 첫 시간 내가 아이들에게 꼭 소개하는 단어가 바로 familiar(익숙한, 친숙한)다. family와 함께 나란히 판서해 주면 눈치 빠른 아이들은 이미 선생님이 전하고 싶은 메시지를 찰떡같이 알아채고 눈짓으로 화답해 준다.

공부는 그런 거다, 익숙해지는 것. 자신만의 방식과 속도로 낯선 것이 익숙해지도록 익히는(習) 일. 나를 거쳐 간 아이들에게 전하는 유일한 나의 교육관이다.

이 때문에 제2외국어일수록 이왕이면 모국어 습득 수준이 탄탄한 편이 좋다. 기본기. 우리말을 낯설지 않게 듣고 이해하고, 상대가 알아들을 수 있는 수준으로 말하고, 읽어 풀이할 줄 알며, 내 글로 써내는 아이가 영어를 배울 때도 언어 학습 전이가 수월하니까.

그렇게 영어를 꺼안은 아이라 집 공부만으로도 빛이 났다. 적어도 우리 부부 기준에서 차고 넘치는 아이로 성장했다. 아빠와 둘만 떠난 런던에서 한번 놀라고, 3년 만에 넷이 되어 다시 찾은 때에도 영어를 전공한 우리 부부를 수준 있게 도왔다. 장소 불문, 나머지 가족 모두 우리말 사랑에 충실해도 괜찮을 만큼. 영어권 국가라면 앱 활용을 위한 터치마저 무용할 만큼 간편한 전용 가이드 한 명이 무료 제공된 셈이니 찬탄하지 않을 수 있나. 그 순간 우리 둘은 고슴도치 맞고 저기 저 네이티브가 바로 내 새낀데? 허허.

나와 남편이 유일하게 합이 맞아 성공한 진리. 외국어 학습과 모국어 습득 능력 간의 상관관계는 운동에도 고스란히 대입된다.

무엇에 기반하는 편이 현명할까? 배우고 싶은 운동이 생겼다고 무조건 뛰어들어도 될는지. 물론 하루 이틀 망설이다 시간만 끌라는 의미 역시 절대 아니다.

어제보다 오늘 이놈의 허리는 더 욱신대고 무릎과 어깨 쑤시는 순간이 결국 내게도 온다. 100세 시대를 산다고 하니 이것 참 난감하다. 부디 나이 들어서도 골골대지 말 것이며, 근육도 이왕이면 탄탄하게 단련해야 하지 않나 싶을 거다. 이뿐이랴. 뼈나 근육보다 발빠르게 퇴행이 진행되는 또 다른 복병을 감지하지 못한다. 통증과 마주하고서야 존재감을 드러내는 것이 바로 연부조직이다. 소위 말하는 연골, 힘줄, 인대.

사실 운동에 관심 있다는 사람조차 이것들이야 뭐 계단에서 발 좀 심하게 헛딛거나 예기치 않게 넘어지는 순간 잠시 늘어나거나 살며시 손상되는 것들? 부메랑처럼 떠나갔다가 때가 되면 다시 돌아올 테니 그다지 큰 걱정거리가 아닌 줄 안다. 하지만 겉보기에 멀쩡한 사람들, 심지어 통증을 느껴보지 못한 사람들조차 뜻밖에도 연골과 힘줄 손상이 이미 상당해 놀라기도 한다.

노화를 경험하며 근육 건강이 약해지는 속도 대비 더 발 빠르게 하강 곡선을 그리는 게 바로 이 연부조직들이다. 근육과 뼈의 움직임으로 생기는 충격을 흡수하는 완충제 역할을 하다 보니 찢어지고 터져 회생이 어렵다. 운동 시 보호해 주지 않으면 새살 돋듯 되살아날 기대는 애초에 말자.

또한 근력운동은 건강하게 사는 데 필수지만 척추와 관절이 감당할 수 있는 정도를 제대로 아는 게 선행되어야겠다. 내가 하려는 운동의 효과와 함께 운동 부담의 정도를 정확히 인지하려면 전문가에게 제대로 배워 시작하는 편이 현명하다. 무턱대고 과도한 근력 강화 운동부터 시작하거나 스트레칭을 핑계로 과한 이완만 고집하는 것도 능사는 아니다. 특히 나의 무릎 관절 상태를 비롯해 한 발 한 발 내디딜 때 자신의 체중이 신체에 가하는 충격을 바르게 이해해야 한다. 어떠한 판단도 없이 '그렇다더라' 식의 무조건 걷기, 냅다 달리기, 중량만 뽐내는 데드리프트, 필라테스 기구에 매달려 허리만 잔뜩 꺾어 신전하는 이도 저도 아닌 자세 역시 비추다. 남의 언어를 잘해 보려고 모국어를 등한시하다 본전도 못 챙기는 결과에 눈물짓지 말자.

허리 아픈 이들이 홈트로 윗몸일으키기부터 시도하는 불상사도 없어야 하고, 남성보다 하체 발달에 유리한 여성들이 빈약한 상체를 외면하고 힙 운동에만 집착하는 일 또한 없기를.

이왕이면 30대부터 곤두박질치고 있는 연부조직의 건강 정도를 꼼꼼하게 진단해 보고, 내 몸 전반에 대한 이해를 선행한 후 내게 진짜 필요한 운동을 '알고' 했으면 좋겠다.

친구 따라 강남 가다 발 헛딛지 말기 위해

1. 공부법도 다 같지 않듯이, 운동도 그래요

걷기가 그렇듯, 운동 또한 '약'이 되기도, 때론 '독'이 되기도 합니다. 남들 다 하는 영어, 덩달아 따라만 한다고 해서 외수 없이 성공하리란 보장 있겠어요? 물론 영어 공부나 운동의 가치를 시삐 매기려는 의도 아닙니다. 영어든 운동이든 각자의 몸 상태에 따라 적확한 판단이 필요하다는 거죠. 당뇨 환자에게 같이 살 좀 빼자고 공복 상태 운동을 권할 수 없는 노릇이고요, 둔근이 약한 데다가 무릎 안정성이 보장되지 않은 친구에게 맑은 공기를 선물한답시고 이 산 저 산 끌고 다녀도, 그거 몹쓸 짓이니까요.

2. 당뇨를 앓고 있다면, 운동 시작 전 유념할 사항이 있어요

공복 상태에서는 운동 피하는 게 좋습니다. 운동 전후 두세 시간 간격으로 음식을 꼭 섭취해 주어야 안전합니다. 혈당이 떨어질 경우 탄수화물을 보충할 수 있는 음식을 드시는 게 좋고요. 혹시라도 소화가 어렵다면 소량의 초콜릿이나 과일, 사탕 등 단순 당의 형태로 드신 후 운동을 지속하는 게 낫습니다. 그렇다고 괜히 겁부터 먹고 운동을 기피하지는 마시고요. 당뇨 환자의 경우 그렇지 않은 사람들에 비해 근육량 감소가 현저하므로 유산소 운동 못지않게 저항성 근력운동에도 적극적일 필요가 있으니까요. 근육량을 증가시킬 수 있다면 체내 인슐린 감수성을 높여 치료에도 기여하는 바가 크거든요.

3. 혈압이 높은 분들은 운동, 이렇게 하세요

고혈압 때문에 걱정인 분들은요. 대개 과한 중량 운동이나 산행을 피해야 한다는 점은 알고 계시잖아요. 그런데 운동하기에 적절한 시간이 따로 있다는 건 많이들 모르고 계시더라고요. 이른 아침이나 식사 직후에는 혈압 상승으로 운동하기에 부적합하고요. 저항운동 기구의 무게가 과할 경우도 동일한 이유로 운동을 피하는 게 좋아요. 참고로 접근성이 쉽고 안전하다고 알고 있는 맨몸 코어 운동인 플랭크와 크런치도 고혈압 환자에게는 독이 될 수 있습니다.

4. 무릎이 아픈데 왜 산행을 고집하시는 거예요?

제 지인 중에 무릎 통증이 심한데 산행을 고집하다가 병원 신세를 지게 된 분이 있어요. 가뜩이나 근력도 안 받쳐 주는 데다가 무게 압박도 심한 고도비만 환자가 요즘 러닝이 대세라며 아무 신발이나 신고 오래도록 달리는 거랑 다를 바 없어 안타깝습니다.

무릎 통증이 심한 분들이라면 산행은 금물이에요. 산이란 게 오르기만 하면 그만인가요? 하산 시 내리막길을 내려오는 내내 본인 체중의 일곱에서 여덟 배에 달하는 압력이 고스란히 무릎관절에 전달됩니다. 긴 시간 동안 체력이 고갈되는 등산은 하산할 때 특히 위험해요. 작은 돌 하나 헛딛고도 큰 부상으로 이어지기도 하니까요. 유대를 돈독히 하기에 등산만 한 게 없다며 의욕만 앞세울 게 아니라 본인의 관절 상태를 반드시 체크해 보셔야 합니다. 차라리 계단을 오르세요. 내려갈 때 엘리베이터 타는 거 잊지 마시고요.

5. 요즘 유행인 러닝은 어떨까요?

러닝하는 분들 정말 많더라고요. 함께 달리는 모습이 무척 고무적입니다. 《2025 트렌드 노트》에 따르면 러닝과 관련해 체중, 감량, 다이어트 등의 키워드는 하락세를 보이는 반면, 기록과 목표, 페이스, 마라톤 등이 상승 관련어가 되고 있다네요. 더 이상 운동이 수치 감소나 다이어트만을 위한 수단이 아닌, 운동 그 자체로 목적이 되고 있다는 의미겠죠. 개인의 육체적, 정신적 건강을 이끄는 운동 본래의 목적은 물론, 여가의 레벨업 현상도 엿볼 수 있어 반갑기까지 합니다. 근력 입장에서 물어보는 분들도 많은데 사실 유산소 운동을 한다고 해서 근육 건강이 보장되지는 않습니다. 물론 러닝을 순수 유산소 운동이라고만 볼 순 없겠죠. 달리기를 하더라도 바른 자세로 코어를 잡고 본인의 관절 가동 범위를 적절히 활용한다면 유산소 효과는 물론 근력 발달에도 보탬이 됩니다. 모든 이에게 통용되는 건 물론 아니고요.

젊은 시절부터 꾸준히 걷고 뛰어온 분들이라면 30~40대에도 무리 없이 러닝으로 몸을 단련해 볼 수 있습니다. 다만 신체활동이 유독 적거나, 하루 종일 의자에 앉아 업무를 보는 분들이 유행처럼 달리는 운동을 갑자기 시작할 경우 관절에 스트레스를 줄 수 있어요. 무리한 운동량은 부상으로 이어지기도 쉽고요. 무턱대고 시작할 게 아니라, 사전에 본인 수면의 질, 기초체력, 근육 건강, 균형과 협응 능력, 식사 등을 두루 점검해 볼 필요가 있습니다. 러닝 자체는 노화 속도를 늦춰 주고 운동 효과도 좋지만 운동을 이제 막 시작하는 분들이라면 스트레칭과 기본적인 근력운동, 코어운동을 전문가에게 잘 배워서 익힌 후 러닝 양을 늘리는 게 중요하죠. 효과는 고사하고 자칫하면 본인의 취약 부위에 찾아온 불청객! 통증 탓에 한숨 쉴 수 있어요.

06
셰프의
운동 자신감

흠칫! 소매를 걷어붙이면 기어이 놀란다. 누가? 가족들이~.

감탄이나 기대감 따위면 좋으련만. 이 집 여자의 요리란, 매번 같은 수순을 밟고 있으면서도 곧 죽어도 GO라서 그렇다. 수요가 없으니 공급이 묘연한 부위인지라, 길 건너 정육점 김 사장님께 미리 주문까지 넣어 냉동 족을 사 와서는 제 손만 한 돼지 발을 부여잡는다. 이것이 바로 전문가 포~스 아닌가.

오늘 아침만 해도 남편 턱을 훑던 일회용 면도기로 해동도 안 된 남의 발 억센 털을 밀며, 구시렁대는 주부의 뒷모습에 성씨 다른 세 사람만 잔뜩 긴장한다.

'너희 엄마 또 뭐 하니.'

손쉽게 검색만 하면 테이블스푼, 티스푼, 살뜰히도 셰프 되는 레시피가 넘쳐나는 정보화 시대라지만 시간 효율에 진심이다. 요리법을 찾아보는 일 없이, 태생이 손맛 좋은 요리사인 양 주로 요리라면 '알아서' 한다. 나만의 직감이랄까? 그냥 그날그날 느낌대로 한다. 그 누구보다 진심을 담아 교실 아이들의 자기 주도 학습코칭에 열을 올리는 직업인으로서 모든 교육은 본(本)이 바로 서야 함을 잊지 않고자 나부터 자기 주도적인 편.

"그런 건 그냥 시켜 먹지~."

'걱정하지 마, 여보! 나 안 힘들어'라는 응답 대신 따스한 눈빛 한 번 건네면 그만.

'남자가 말이야. 목소리에 영 힘이 없네. 집밥 좀 해 줘야지. 안 되겠다.'

민족 특성상 휴대전화 위 엄지손가락만 몇 번 탭탭 놀리면 비율 좋게 간과 색이 적절히 밴 돼지의 앞다리든 뒷다리든 간단히 'Nice to see you' 할 텐데… 굳이 왜 저러나 싶은 거겠지. 모르는 바 아니다. 내 다리는 숲을 이룰지언정 이미 남의 다리 제모 꼼꼼히 마친 셰프 얼굴에 자꾸만 배달 앱을 들이미는 당신은 뭘 몰러! 음식의 핵심은 뭐다? 정성 아닙니까? 가족들의 말을 빌자면 '사 먹는 게 백번 천번 나은 메뉴' 고집 있게 요리하는 까닭? 글쎄, 솔직히 말하자면 희한하게… 자신 있다.

뭘 해도 '그냥 하지 뭐' 또는 '못 할 게 있나?' 식의 마인드로 겁 없이 하는 편이다. 겁을 먹는 건 남편과 아이들이라는 걸 사실 몰랐다. 최근 알게 된 사실이 또 하나 있다면 그런 내가 운동도 그런 식으로 하더라는 거다. 셰프의 운동 자신감, 어쩜.

나름 수제자라 수업 땐 그럴 리 없고, 유독 개인 운동 때 그런가 본데 또 나만 몰랐던 모양이다. 근심이 좀 생겨서 잠을 못 잔 지 수일, 멘털이 탈탈 털려 정신 못 챙긴 거 어찌 알고 센터 매니저님께서 아이스커피를 쥐여 주셨다. 정신 챙겨야 운동하다 다치지 않는다는 조언, 운동은 하는 것보다 다치지 않도록 하는 게 더 중요하다는 사실을 매번 깨닫게 해 주는 살뜰한 강사님들이라 그런지, 커피에 얼음은 잔뜩 떠 있으나 그 온도만큼은 몹시 따뜻!

개인 운동 루틴을 진지하게 훑고 왔는데도, 자신 없는 딥스에서 한번 멈칫! 싯업 벤치에서 한 방 두 방 먹고 이미 배부르다. 나답지 않게(?) 슬쩍 긴장도 해 보고. 물론 태생이 긴장할 줄 모르는 사람이라 그런지 몸도 마음도 경직 모드란 대개 오래가질 못한다. 왜냐고? 흠… 민망하지만 자신 있그등.

마사지 볼로 가슴을 구석구석 풀고 폼롤러로 예열까지 마치고 난 후, '체스트프레스'를 시작으로 개인 운동에 돌입. 이미 마음만은 선수다.

자신 있게 '케이블 플라이'를 무려 4세트나 마치고 아무도 관심 없는 줄 모르고 주위를 훑는 나. '여러분, 저 운동하다 휴대폰 만지는 그런 사람 아니에요'라고 상상 속의 말풍선을 머리 위에 띄워 두곤 선생님께서 보내 주신 메시지를 열어 다음 운동을 확인한다.

[인클라인 덤벨 프레스]

오~케이.

솔직히 벤치를 몇 번 칸에 맞출지 고민하지 않은 건 아니었다. 다만, 요리할 때와 다름없는 본성이 내게 있으니까. 순간 백종원으로 빙의되어 계량 없이 도도하게 소금 치듯 자연스레 벤치를 눕혔다. 느낌으로 때려 맞추는 신공은 학창 시절부터 일삼던 고질병이라, 대에충 6번? 아니 5번이 좋겠다. 에라이, 모르겠다. 시작해 보자.

전신거울 앞. 가급적 두 눈은 이왕이면 최대한 부라리며 덤벨을 머리 위로. Put your hands up! 아~ 최간지.

다정히 아이스커피를 건네던 매니저님이 다가오신다. 흠, 나좀… 잘하나?

칭찬받을 준비는 진작에 끝났고, 도도하게 심박수 한번 체크하고, 그까이 꺼 중량 늘려 다시 한번 덤벨을 가뿐히 들어 올리려는 순간.

"회원님, 지금 뭐 하시는 거예요?"

'잉?'

"네? 저요? 음… 인… 클라인… 덤… 벨….."

"벤치를 눕혀야죠."

"아하! (원래부터 알고 있었다는 듯 최대한 자연스러운 표정을 잃지 않고) 아~ 이렇게요?"

민망함을 이겨 내고 조급하되 거죽은 최대한 여유로운 미소 한번 날려주자. 빠르게 우수 회원만이 가질 수 있는 당당함을 장착하곤 질문 모드 돌입.

"매니저니임~!! 그럼 제가 지금 하고 있는 건 뭐였죠? 하하."

역시~ 난 남다르다. 받아적을 기세로 동공을 확장하며 질문한다. 질문이 살아 숨 쉬는 교실을 꿈꾸는! 나는 천상 교사니까.

"그건 '아무것도' 아닙니다!"

두둥~

아놔~ 미치겠다. 윤미야아~~~~.

웃지도 못하고 고개 떨군, 볼 빨간 아줌마를 한 방에 넉다운시키고 차갑게 돌아서는 당신, 용기 있다(유감스럽게도 그의 실명은 '권용기'다).

누구나 그럴 수 있다.

망고 씨 정체에 대한 경험이 전무해, 대학 시절 남자 친구 부모님 앞에서 "과일은 제가 잘 깎는다~" 호호대며 기어이 망고를 요절내 '즙'으로 대접해야 했던 것처럼. 인간의 무지란 종종 계획에도 없던 창의적 결과물을 도출해 낸다. 이도 저도 아닌.

‘틀렸으면 그냥 가마니처럼 가만히나 있을걸’이라는 아재 개그를 밖으로 내뱉지는 않았다. 난 아줌마니까. 진지한 영혼이 건네는 팩폭이란 유머로 퉁 치질 못해 사뭇 겸손해지곤 한다. 하아… 나, 자신감 하나로 죽고 사는 여잔데!

"여러분, 제가 ‘아무것도 아닌걸’ 하고 있었네요…. 허허."

운동은 제대로 배워서 하는 것, 맞습니다. 과일도 깎아 본 사람이 깎고요. 아무것도 아닌 것은 가급적 하지 맙시다.

애꿎은 근육들, 피곤하니까요.

인생
조언 **이왕이면 해야 할 것을 하기 위해**

1. 운동별 '목표 근육(주동근)'과 주의 사항은?

운동	주동근	협력근	목표 근육이 쓰이려면 이렇게
스쿼트	엉덩이, 대퇴사두근, 햄스트링 등	사실상 하체 모든 근육을 자극	• 하강 시 발끝이 들리는 경우 무게중심을 앞쪽에 유지하고 발바닥과 발끝이 바닥을 단단히 지지하고 있어야 한다는 것을 기억하자. • 신체 구조상 모든 사람이 동일하게 무릎이 발보다 앞으로 나가지 않을 수는 없다. 다만, 앉는 자세에서 너무 과하게 무릎 각도가 앞으로 쏟아지게 되면 엉덩이 자극보다 무릎관절에만 무리가 올 수 있으니 유의해야 한다.
플랭크	코어 근육	엉덩이 근육, 활배근 등 몸 전체 자극	• 엉덩이를 높이 치켜들지 않는다. • 어깨 쪽에 부하가 집중되지 않도록 상체와 발끝에 고른 힘을 가해 몸 전체가 나무판자처럼 한 덩어리가 되도록 한다. • 반복이 아닌 자세 유지 운동이므로 서서히 운동 시간을 늘려 간다.
푸시업	대흉근 등의 가슴근육	삼두, 어깨	• 허리가 꺾이지 않도록 플랭크처럼 몸을 한 덩어리가 되도록 한 후 진행한다. • 팔꿈치가 몸에서 너무 멀어지지 않도록 팔을 구부리는 게 포인트다. • 요추전만을 유지하고, 상체 힘이 약한 경우 무릎을 바닥에 대고 시도해 본다.
힙 어브덕션	엉덩이 근육	-	• 허벅지 또는 코어에 미치는 영향이 미미하므로 무릎이나 허리에 가해지는 부담이 없어 안전한 운동이다. • 힙 어브덕션 기구 사용이 어려운 경우 링 모양의 밴드를 허벅지 아래에 매고 앉은 자세에서 요추전만 상태로 가슴을 펴고 천천히 다리를 벌린다. • 벌린 상태 유지 후 엉덩이에 힘을 준 다음 서서히 다리를 오므리며 저항한다.

2. 그럼에도 '난 유산소 마니아'라는 분들을 위한 제안

'걷기, 수영, 등산, 달리기 등의 유산소 운동을 통해 체중을 줄이는 게 내 목표야!'라는 철칙을 세운 분들 많으시죠? 필라테스도 웨이트 트레이닝도 왠지 센터로 나서기엔 꺼려지는 경우요. 유산소라는 자체가 여러 개의 근육을 낮은 강도로 수축하며 반복적인 움직임을 만들어 내니까 에너지 소모는 가능해요. 단, 유산소 운동 시 탄수화물과 지방을 누가 소모하냐면요. 바로 근육이거든요. 근육운동으로 우리 몸에 있는 큰 근육들을 조금이나마 단련해 놓아야 똑같은 시간의 유산소 운동을 해도 더 많은 에너지 소모가 가능하답니다. 궁극적으로 내가 하고자 하는 운동이 무엇이건 해당 운동의 효율을 톡톡히 높이는 셈이죠. 누가요? 근육이요.

3. '+'보다는 '−'를 권하는 것들, 이왕이면 하지 말아야 할 것들도 짚어 보고 갈게요.

➖ **충분하지 않은 수면(최소 7시간)**

: 잠을 충분히 못 자도 건강 유지는 물론 체지방을 줄이는 다이어트에 방해가 됩니다. 수면 시 코르티솔을 포함한 스트레스 호르몬 수치

가 증가하거든요. 부족한 수면시간으로 인해 포만감을 느끼도록 돕는 호르몬인 렙틴도 가난해진답니다. 아무리 운동해도 근육량이 그대로 인 분들이요? 미국 시카고대학 의대 연구에 따르면 5.5시간 잔 그룹은 8.5시간 잔 그룹보다 근육량이 60%나 더 감소했다고 하니 수면 줄여 근육 잃지도 말기를 바랍니다.

➖ 닭고야(?) 등을 섭취하는 저칼로리 다이어트

: 우리 몸은요. 생존이 우선이에요. 급작스럽게 먹는 양을 줄이면 기아상태로 치닫고 대사가 낮아지므로 호르몬 불균형, 면역력 저하를 수반하죠. 칼로리만 생각하고 극단적으로 먹는 양을 줄였다가 다시 이전의 식습관으로 돌아오면 겪게 되는 현상을 요요라고 하지요? 요요현상이 오면 몸에 있던 근육은 빠지고, 그 자리를 지방이 채우게 됩니다. 악순환이죠. 체지방량이 많아지며 인슐린 저항성까지 높아지게 되니 살 빼려다 살찌는 체질이 되고요. 칼로리보다는 균형 있는 영양에 집중하셔야 해요(간헐적 단식이 필요한 몸이라면 남들 이야기 말고 전문가의 조언을 따르시고요).

⊟ 편안한 생활 & 식후 휴식

: 편안함을 지향합니다. 다만 제가 강조하는 편안함은 움직임의 최소화와는 성격이 다릅니다. 장기적인 안녕(아무 탈 없이 편안한 상태)을 기대한다면 자력으로 보행이 가능하고, 근력으로 일상을 영위해야 하니까요. 특히 식사 후 최소 10~20분 정도는 의도적으로라도 몸을 움직이세요. 가벼운 걷기만으로도 몸에 쌓이는 지방을 줄여 주고요. 이렇게 근육을 사용하면 혈액 속 포도당이 소비되어 혈당도 낮춰 주고, 전반적인 근육량과 질 유지에도 큰 보탬이 됩니다. 심폐 기능 개선, 근육과 뼈 강화, 독소 배출, 균형 있는 호르몬 분비, 인슐린 저항성 개선. 작심하고 하는 운동 말고도 꾸준히 몸을 불편하게 해 주세요. 가벼운 운동을 플러스했을 때의 이로움이 이토록 많으니까요.

2장

어째서 근력이냐 물으신다면

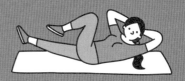

01

죽기 전에 절대 못 냅니다, 그 시간

"자~ 고관절에서 시작해서 요기 안쪽, 내전근이요!"

여기까진 다들 가뿐히 이해한 모양이다.

"허벅지 안쪽을 누가 팽팽하게 잡고 바깥쪽으로 랩핑! 랩핑하듯이 돌려. 발끝 45도 팔자 만들어요. 자, 이게 스타팅 포지션!"

너도나도 죄다 허벅지는 어쩌질 못하고 발끝만 빼꼼.

"아니, 아니. 랩핑이요. 랩으로 꼼꼼하게 바짝! 바짝 당겨서 싸라고요. 발목만 획 벌리지들 말고! 그래요. 윤미 쌤 구웃!"

고관절 움직임 중 외회전lateral rotation에 대한 강사님의 탁월한 비유, 누가 봐도 외수 없는 찰떡 설명이건만.

'오! 랩핑. 신박한데? 어쩜 랩을 다 생각하셨어? 근데 이 분위기 뭐

야. 혹시 나만 알아들은 거? 알면 아줌마인가…'

"어머, 죄송해요. 쌤들. 다른 기수들도 보니까 의외로 랩핑 안 해 보신 분들 많더라고요. 윤미 쌤은 아시잖아요. 왜~ 고기 삶고 남으면 이렇게~ 아휴. 참! 이러~어케, 이렇~~게 감아서 잘 싸 놓는 거."

손으로 굳이 열심히 랩을 당겨 살뜰하게 펴는 시늉으로 우리, 아니 나 빼고 나머지 교육생들의 이해를 도우려는 그녀.

'이해를 못 한 건 어린 선생님들인데 어째서 오직 제 눈만 바라보시나요.'

젊은이들의 고개는 시종일관 어리둥 또는 차렷임에도 강사님은 정말 열심히시다.

"아마 거의 안 해 보셨겠다. 20대라… 다들 밥 엄마가 해 줬죠? 덩어리 고기 만져나 봤겠어? 재료를 랩핑말야. 에이, 다들 안 해 봤지 뭐. 우리 윤미 쌤은 주부니까 한 번쯤 해 보셨죠?"

미소로 답변을 대신하고 마음속으로만 구구절절 젊은이들과는 공유할 수 없는 추억을 곱씹는다.

'어머, 주부니까!라뇨. 저는 줄곧 요똥이로 살아서 남은 고기 따위란 없었고요. 다이어터로서 해 봤습니다만. 한 번쯤은 아니고요. 100일 내내 빠짐없이 해 봤습니다. 고기 말고 다리요. 제 두 다리.'

강사님 덕분에 무식해서 더 호기로웠던 개구리 올챙이 적을 떠올린다. 남의 흑역사를 고작 '랩'으로 이르집다니. 그것 참, 기술 좋다.

아쿠아 로빅을 배우던 시절, 물에서 하는 유산소 운동은 칼로리를 소모하긴 하지만 땀으로 노폐물을 배출하는 데는 취약하다는 카더라 통신을 전해 들었다. 전해 듣기만 한 건 아니고. 여기저기서 근거 없이 던지는 다이어트 정보를 묻지도 따지지도 않고 덥석 주워다가 죽자고 시도하던 시절이 있다. 태생이 튼실한 하체, 이것이야말로 평생 가져갈 자산인 줄 미처 모르던 때라 배불뚝이라도 좋으니 제발 이놈의 허벅지와 종아리를 젓가락으로 만들어 달라며 빌었었다. 사발에 냉수만 안 올렸지. 두 손 대신 온 마음을 합장하듯 간절히!

효과가 끝내 준다던데, 랩핑? 안 할 이유가 없지. 비닐랩을 친친 감으면 땀이 빠지면서 다리가 늘씬해진다기에 여름에도 땀띠를 견뎌 내며 감고 또 감는 열렬한 랩핑을 했다. 급기야 샘솟는 육수를 닦아 내며 남몰래 기대감에 차기도.

땀의 원천은 지방이 아닌 수분이로다. 땀은 수분만 모셔갈 뿐, 진짜 에너지를 태워야 한다는 사실을 외면했던 건 아닐 테고, 그저 무지의 결과였을 거다. 이러려면 참치로 태어날 걸 그랬다며 둘레둘레 넉넉한 뱃살을 원망하던 친구의 복부마저 랩핑해 줄 지경. 그땐 그랬다.

더 이상 식재료 대신 몸뚱이에 랩을 감는 돈견으로 살고 있진 않지만 여전히 적게 운동하고 효과는 많이 보는 유토피아를 꿈꾸긴 한다. 맹세코 다른 욕심 없이 그저 재미 삼아 한 달에 한 번 로또를 산다는 친구의 입말과 다르지 않으리.

이쯤이면 이두라도 좀 불끈 올라오고, 내장지방은 양심껏 비켜 줄 것이지. 양쪽 힙 애매했던 살들이 돌연 사과로 둔갑하진 못하더라도 넙데데한 엉덩이에 '뒤태'라는 직함도 한 번쯤 붙여 주고 싶다. 죄다 불로소득인 줄 알면서도 어릴 적 과학 상상 그리기 대회에 참여하던 자유로운 마음으로. 매번 하늘을 나는 택시 따위를 그리면서도 이러다 상도 탈지 모른다는 기대감은 어김없이 품던 나니까.

그럼에도 족히 30년은 산전수전 겪었으니 더도 말고 덜도 말고 딱 한 달만, 그저 먹기만 하면 살이 빠진다는 과대광고에 내가 속겠나? 저런, 기어이 속네요. 채널을 돌리다 말고 '얼음!' ('땡'을 외쳐 줄 사람이 도통 없다.)

나를 비롯한 많은 중년 여성이 '속는 셈 치GO'라며 넉넉한 아량을 발휘한다. 진심으로 상대를 위한다면 누구라도 '땡'을 외쳐 줘야 하지 않나 싶겠지만, 유독 이럴 때일수록 결속이 강해지는 나이대가 40인가 보다. 단톡방엔 '너도 보고 있냐'라며 혹시 놓쳤을까 염려되어 사지 않으면 큰일이라도 날것처럼 훈수를 둔다. 쇼 호스트 뺨치는 언니들 같으니라고.

사람 마음이란 게 뭐 그렇다. 양심 운운하면서도 애는 '덜' 쓰고 기대는 '더'하는 법. 사정이 이렇다 보니 아이를 바라보며 '누굴 닮아 저리도 근성이 없냐'라고 미간에 길을 내는 일도 관둔 지 오래다.

저런 광고 따위 100퍼센트 다 믿는 건 아니라면서도 이번에야말로 기발한 묘수를 둔답시고 결국 결제 버튼을 누르고야 만다. 운동 가치라면 시삐 매겨 제값 처주지도 않으면서, 속는 셈이라면 잘도 치는 게 인지상정이던가.

어디 그뿐이랴. 레몬 디톡스, 고구마 다이어트, 차마 입에 담지도 못할 기묘한 방법의 다이어트법을 전전하며 낙심만 거듭한 게 나다.

다이어트를 한 번도 하지 않은 이는 있어도 한 번만 해 본 사람은 없다는 말, 틀리지 않다. 운동 애호가인 나조차도 얼렁뚱땅 살을 빼는 상상을 여러 번 해 봤으니까. 식이는 분명 몸과 함께 마음에도 긍정적인 효과를 주지만 어느 한쪽으로 치우친 영양 구성으로 식사하거나, 극단적인 절식으로 치닫게 되면 되레 건강을 해치게 마련이다.

쉘 위 헬스? 끈적하게 손을 내밀어 봐도 반응들이 영 심드렁하다. 운동을 병행해서 근력을 채우고 다이어트 효과까지 보자는 제안에는 쉬이 결단을 내리지 못하면서도 의외로 먹는 것을 조절해서 다이어트를 한다는 데 많은 이가 관대해서 놀랐다. 주변에 나만 못 가진 듯한 이 용기, 도대체 이거 어디에서 기인한 걸까? 운동을 권하는 내게 열에 아홉은 시간 여유를 문제 삼는다.

김신지 작가의 《시간이 있었으면 좋겠다》 에세이 제목처럼 다들 운동할 시간부터 확보하라는 제안에 도무지 시간이 없어서 그렇다고 했다. 안 하는 게 아니라 못하는 것뿐이라고, 한때는 나도 그렇게 말했다.

"그 시간에는 다음 날 업무계획을 짜고 미리 자료를 준비해야 해서요."

"퇴근하고 저녁까지 먹으면 시간이 애매해서 금방 잘 시간이고."

"우리 집은 애들이 너무 어려서."

"그럴 시간에 ○○을 한 번 더 하지."

허허. 그 마음 충분히 이해했다가, 전혀 이해 못 했다가. 아주 속 시끄럽다.

업무계획을 '그 시간에' 하면 얻는 것과 운동을 하면 얻는 것은 어떤 차이가 있을까? 운동을 하며 부모 개인의 건강을 챙길 때와 그렇지 않을 때는? 그렇다면 과연 '이쯤이면 괜찮지'라고 안심하며 내 시간을 확보하기에 적절한 자녀의 나이는 몇 살인가?

정말 시간의 문제일까?

한마디가 좀 긴가 싶지만, 다정함을 발휘해 한마디만 하며 마무리하련다. 이번엔 wrapping 말고 rapping을 하는구나.

"업무하느라 건강할 시간 미뤄 두고 청소기 한 번 더 돌린다고 해서 살림살이 나아지나요? 이왕 꿈꾸려면 일확천금보단 일확천근이 더 빠를지도 몰라요. 에이! 저도 알죠. 엄마 잔소리는 길어질수록 귀에 잘 안 들어오잖아요. 그래서 저도 이번 글은 짧게 쓰는 겁니다. 저얼~대로 오늘따라 필력이 딸려서가 아니에요, 호호. 쇼펜하우어의 잔소리로 대신합니다.

세상에서 가장 어리석은 일은 어떤 이익을 얻기 위해서 건강을 희생하는 것이다.

추신 참으로 뼈 때리는 말이죠? 흠, 때리는 시어머니보다 말리는 시누이가 더 얄밉겠지만 후회란 아무리 빨리해도 늦더라고요, 호호. 뭐, 그냥 그렇다고요.

다이어트 해방, 일확천근(筋)하기 위해

1. 골다공증, 골감소증은 중년 이후 겪게 될 질환 아닌가요?

질병관리청 국가건강정보포털에 따르면 골량은 출생 후부터 30대까지 증가하며 최대치에 도달한 후 50세까지 유지되다가 50세 이후 나이가 들어감에 따라 감소합니다. 골감소증이란 익히 알고 있는 골다공증 전 단계로 골량이 감소하고 강도가 약해지는 현상이고요. 특별한 증상이 없으니 자가진단이 어렵고, 제대로 관리하지 않으면 골다공증으로 진행되는 건 시간문제예요. 그런데 골밀도가 최상이어야 할 20~30대 젊은 층이 골감소증을 앓고 있다는 푸념을 쉽게 듣게 되는 이유는 뭘까요? 혹시 그럼 나도? 나이 탓으로 모집다가는 큰 코 다치겠어요.

식이조절과 근력운동으로 보디프로필에 성공해 화제가 되었던 개그우먼 박나래 씨가 다이어트 후유증을 고백하면서 극심한 다이어트나 체중감량 후 수반되는 반갑지 않은 증상들에 많은 관심을 갖게 되었습니다. 그나마 그녀의 경우 운동을 병행한 덕에 피로감과 추위 정도를 호소했으니 양반이랄까요? 여자라면 S라인 또는 모름지기 깡마르기를 기대하는 20~30대 여성분들의 경우 음식 섭취를 지나치게 제한하는 다이어트는 문제가 됩니다.

영양 결핍 및 호르몬 불균형은 기본이고, 칼슘과 비타민 D마저 부족해지며 뼈 건강이 악화되거든요. 급격한 체중감량으로 모발 성장이 억제되어 탈모는 물론, 골밀도 감소로 골절 위험 및 척추질환까지 덤으로 얻기 쉬워요. 몸에 지방이 과하게 부족해지면 에스트로겐이 줄며 골다공증과 난임 위험까지 불러올 수 있으니 무리한 다이어트를 하고 있다면 빠르게 멈추는 편이 좋겠어요. 첨언하자면 골다공증이 여성 질환이라는 편견은 버리는 것이 좋습니다. 남성 골손실의 경우 치명률이 더 높으니까요.

2. 다이어트는 평생해도 이것만은 포기 못 한다고?

제가 아끼는 지인 중에 주위 사람들이 혀를 내두를 정도의 완벽한 식단과 함께 시종일관 운동을 병행하는 분이 있어요. 액상과당이나 흰 밀가루가 포함된 먹거리는 입에도 안 대고요. 채소·과일 식을 기본으로 적정량의 단백질도 끼니마다 챙깁니다. 회식 자리에서조차 개인 도시락을 푸짐하게 챙겨 오죠. 열 번에 아홉 번은 지독하다는 소릴 듣고, 어쩌다 한 번씩 존경스럽다고들 합니다.

자기관리 능력에 위화감을 느낄 이들을 위한 배려일까요? 유독 이

분이 포기 못 하는 게 하나 있다면 바로 술입니다. 인슐린 저항성을 높이는 게 두려워 붉은 고기도 입에 대지 않는다더니 하루 다섯 잔 이상의 와인은 기본이고 맥주, 소주 할 것 없이 좋은 음식들 곁에 주류를 다 소곳이 준비해 둡니다. 협박도 많이 해 봤지만 소용없더라고요. 소용 있는 분들을 위해 첨언하자면요. 우리 몸이 알코올을 분해하는 과정에서 몸 곳곳에는 어떤 일이 벌어질까요? 맞아요, 염증이요. 고스란히 염증들이 만들어지게 되고요. 요즘은 제로칼로리다 뭐다 하며 다이어터들에게조차 음주를 부추기는 상품들이 즐비하지만, 술 자체가 에너지원으로 치면 이미 지방과 단순당의 특징을 그대로 가지고 있답니다. 백해무익하죠. 아무리 유익한 음식을 완벽하게 갖춘 식단이라도 술이 곁들여지는 순간, 건강 식단이라고 보기는 큰 결함이 있습니다. 운동으로 이겨 낸다고요? 술의 특성상 근육 생성이 잘 이루어지기 어려운 몸 상태로 만들어 버리니 이겨 내기 어려울 겁니다.

3. 각자 체성분 분석 끝내셨으면 몸을 회복하는 식단 들여다볼까요?

체질량 지수인 BMI와 체지방률은 따져 보면 도움이 되는 건강 척도 맞아요. 그럼에도 BMI가 비만 여부를 온전히 담는 데 한계가 있다는 점을 앞서 말씀드렸고요. 두 손에 받아든 체성분 분석표를 따져 보며 내 몸을 회복하는 식단을 병행하려는 분들에게 도움될 만한 기본 조건만 간단히 말씀드릴게요.

첫째, 체성분 분석 결과 근육량은 턱없이 부족하고 체지방률은 표준을 초과해 버린 분이요? 이 경우라면, 탄수화물 섭취량을 줄이기보다는 종류를 바꿔 보면 좋겠어요. 정제 곡물보다는 흡수 속도가 다소 느린 복합 탄수화물 위주로요. 흰쌀밥, 흰 빵, 면류 등의 단순 탄수화물은 소화 흡수가 빠르고 즉각적인 에너지를 제공해 주니 웨이트 트레이닝 같은 강도 높은 운동 후 회복을 돕긴 해요. 다만 궁극적인 목표는 혈당 수치의 급격한 변동 없이 에너지 제공 이상의 역할을 기대하는 것이니 잡곡밥, 귀리, 고구마, 단호박 등의 복합 탄수화물을 가까이 해 보자고요. 섬유질이 제거된 정제 곡물은 곧바로 흡수되어 단순당과 유사한 혈당 상승을 유발하거든요.

지방을 빼며 동시에 근육량 부족을 극복하는 게 목표라면 고단백 식이가 불가피합니다. 체중 1킬로그램당 2그램에 가까운 단백질 섭취를 목표로 달걀, 흰살생선, 닭고기, 소고기, 두부, 콩류 등으로 식사를 구성하되 부족한 부분은 보충제를 섭취해도 좋아요. 무엇보다도 근력운동과 유산소 운동의 병행을 기반으로 운동 루틴을 지속해야 합니다. 먹는 것만으로 얼핏 희망 체중을 얻고 나면, 아이러니하게도 먹는 것으로 금세 잃기도 쉽습니다. 먹기만 하면 빠진다 또는 운동 없이도 감량된다는 식의 불로소득이 가능했다면 다이어터들의 고민이 거듭될 리 없겠지요.

둘째, 체중을 줄이고 체지방도 같이 줄여야 하는 체성분 결과표를 받아 든 분이라면요. 탄수화물 종류만 바꿀 것이 아니라 양도 함께 줄여야 합니다. 흰쌀밥을 포기할 수 없다면 채소를 먼저 먹은 후 정제 곡물을 나중에 먹는 방법도 있긴 하고요. 통곡물처럼 식이섬유가 다량 포함된 탄수화물로 소량 드시되 채소와 콩류 비율을 늘리면 좋습니다. 사실 탄수화물은 채소, 과일에도 이미 풍부하고요. 지방이 적은 고기류 및 생선, 콩류 등 단백질이 풍부한 식품이 주가 되는 식사를 하시고요. 견과류, 올리브유 등 건강에 유익한 지방이 포함된 식품을 소량 포함해도 괜찮습니다.

셋째, 저체중에 근육량까지 표준 이하인 분들은 절대 일시적인 체중 증가를 두려워하지 마세요. 가장 걱정스러운 경우인데요. 지나치게 깡마르고 싶어 하는 욕구가 큰 여성들이 생각보다 많습니다. 지방이 아닌 근육량을 늘려 얻게 된 체중 증가라면 격하게 반길 일이잖아요. 근육으로 늘어난 체중이 건강수명 연장에 큰 보탬이 된다는 점을 유념해야 해요. 운동 루틴과 식단 조절을 통한 근육량 회복이 시급한 경우거든요. 운동량과 식사량이 동시에 부족하면 근감소는 더 가속화됩니다. 이 경우 통곡물이 아니어도 괜찮고요. 흰쌀밥, 빵, 면, 과일 등 정제 곡물과 단순당의 도움이 필요해요. 끼니마다 탄수화물을 섭취해서 지방과 근육합성을 도와야 합니다. 넘치게 지방이 늘어나서 보기 흉할 일 없고요. 우락부락한 근육맨 되는 거 좀처럼 쉽지 않으니 걱정 붙들어 매시고 건강부터 챙기세요.

유제품, 육류, 콩처럼 단백질이 풍부한 식단 챙겨 드셔야 해요. 특히 이 경우는 요즘 유행하는 시간 제한 다이어트가 독이 될 수 있습니다. 누군가에게는 유의미한 간헐적 단식도 체중과 근육량 증가가 필요한 분들이나 당뇨를 앓는 분들, 근력운동 경험이 전무한 분들에게는 건강을 악화시키는 결과를 가져올 수 있거든요. 무턱대고 단식함으로써 지방을 못 태우고 근육만 녹아내리게 돕는 꼴이 되어선 곤란하겠죠. 근육을 잃거나 체중이 바닥을 치기 전에 식사 잘 챙겨가며 일확천근하기를 바랍니다.

02
선생이 될 상인가,
어쩌다 초콜릿 복근

"아!~ 학교 가기 싫다."

그럴 수 있다. 특히 월요일 아침이라면 백번 천번 그 마음 이해한다.

"그래도 가야지. 네가 선생님인데."

첫째 아이가 죽자고 웃는다. '그래도 가야 한다'라는 알지도 못하는 노년 배우를 향해 눈을 흘기고 있는 진지한 엄마를 알아채지 못하고 저만 신났다.

"엄마, 이 광고 너무 웃기지 않아요? 저분이 글쎄 선생님이래요."

"웃겨? 이 광고가? 선생님인들 늘 학교에 가기 좋으란 법 있냐. 교사도 사람인데. 그러는 너는 월요일마다 새벽같이 눈이 번쩍 떠지면서 '야호! 드디어 월요일이다. 신난다. 내가 학교 가는 날을 얼마나 기다려 왔던가…'라며 흥이 절로 나든?'이라고 속사포 랩을 쏟아낼 뻔. 참자, 네 말대로 하필 내가 선생인데. 흑!

몇 해가 지나도록 잊을 만하면 배꼽 빠지게 웃기다며 딸아이가 흉내 내던 '남은 재밌고 나만 불편한 이 광고'를 잊지 못한다.

같은 해 2학년을 담임하며 아이들을 하교시키기 바쁘게 일주일에 세 번, 한 아이를 남겨 특별 보충 과정 수업을 했던 기억이 오버랩되었다. 특별히 보충한다는 표현을 떠올린 이가 1990년대엔 어째서 없었던가. 그 당시, 잔인하게 정확한 표현으로 어린 나도 남겨졌는데 말이다. 이른바 나머지 공부.

'얜 남을 수밖에!' 없는 그런 공부였는데. 내가 가르친 스페셜하지만 떡 하나 더 줘야 했던 그 아이와 30년 전 내가 남았던 이유는 다를 게 없었다. 그게 바로 구구단 외우기였던 걸 보면 유감스럽게 그 시절에도 구구단이 2학년 교육 과정에 속했었나 보다. 그나저나 현직 교사도 그런 경험 한 번쯤 해 봤다고 누가 응답 좀!

"엄마도 2학년 때 나머지 공부를 했었는데 말이야."

문제의 그 광고보다 재미있는 다음 이야기가 살뜰히 준비되어 있는데, 우리 딸은 성질도 급하지 이미 놀란 눈치다.

"나머지 공부? 그게 뭐예요? 설마 남아서 공부를 해야 하는 뭐 그런?"

"그렇지. 나머지 공부… 부족한 부분을 선생님과 함께 채워 가는 거지. 뭐 아름답게 포장하면 그렇고, 실은 선생님께 무지하게 혼나고. 그땐 심지어 못한다고 맞기도 했었지."

"누가? 엄마가? 엄마가 나머지 공부를 했었다고요?"

"…"

"선생님인데?"

에라이. 내가 1990년대에 선생님이진 않지 않았나?

"선생님은 나머지 공부 좀 하면 어떠냐. 그럼 지금 교실에서 스페셜하게 보충 공부를 하고 있는 아이들은 커서 누군가를 가르치는 직업을 가지면 정녕 안 되는 거냐? 너 진짜 말조심해라. 그런 걸 편견이라고 하는 거다. 엄마처럼 특정 영역(구구단이라고 하기엔 딸에게 몹시 거시기하고 어째 부끄럽지 않은 건 아니지만)에 있어서 살짝 부족했던 과거를 가진 자가 공부를 어려워하는 아이들을 지도할 때 훨씬 탁월할 수 있어! 얼마나 노련한 격려를 건네는지 네가 알기나 하냐. 알고 보면 공부 기깔나게 잘해서 서울대 간 아이들보다 부진하다가 노력으로 결실을 맺은 사람들이 교수학습 지도법을 고민할 때 훨씬 아이디어가 빛나거든?"

이 징그럽고도 구차한 반론 내지 변명. '이 엄마가 오늘 왜 이러나' 싶은 잔소리를 뱉을 뻔한 것도 맞다. 뱉으려다 말고 "사실 엄마도 공부 꽤 잘했거든?"이란 보충(이놈의 보충) 설명까지 기필코 덧붙여야만 손해 보지 않는 기분이 들 것 같아서 관뒀다. 궁색해서야 원.

맞다, 나머지 공부를 했었다. 왕년에 부진아였던 교사인 셈이다. '과거일 뿐'이라고 쓰고 싶은데 현재 진행형이라 초라한 건 내 몫.

나이 마흔이 넘고 다시 한번 부진해지는 아줌마. 비슷한 듯 다른 모습, 어쩜 이리도 한결같은지. 제 버릇 동물 못 준다는 말, 내가 증명할 필요까지야 있나. '너도 참 힘들게 산다!'라고 다들 나 몰래 혀를 차고 있을지 모른다.

어릴 적 곱셈 구구 7단이 죽어라 외워지지 않아 교실 바닥을 왁스로 문지르며 복창했던 건 내 선택이 아니었으나, 현재의 부진 상태는 100퍼센트 나의 선택이라 말본새를 고쳐 잡는다.

사연인즉 필라테스를 5년째 즐기던 어느 날, 10시 59분이 되기 전 장보기를 마치는 게 소박한 주부의 목표였건만, 기어이 손가락을 헛짚은 거다. 매번 이놈의 손가락이 화근인 것. 내가 벌이는 일은 주로 두 가지 루트를 거치곤 하니까. 우연이거나, 충동적이거나.

오~ 지도자 자격 과정? 재밌겠다. 꼼꼼함이란 묘연한 스캐닝. 스케줄 확인만 대충 한 후 즉시 결제. 어머! 설마 신청된 거?

순수한 마음 맞다. 좋아서, 재밌겠다 싶어서. 왠지 나라면 잘 해낼 것 같아서?

정신 차리라고 시작도 전에 갈비뼈가 나가 한 달을 침대에 누워만 지냈는데, 어긋난 갈비들이 재회하기 무섭게 자격 과정이 재개되었다. 첫날 첫 실습. 해부학 필기시험을 치를 때까지만 해도 30

퍼센트 정도의 자신감을 부여잡고 있었는데. 웬걸? 하루 7시간의 실기 수업이 시작도 안 된 절묘한 타이밍. 243기 자기소개가 이루어졌고. 음마. 돌겠다. 어쩐지 다들 기럭지며 근육이며 모습이 예사롭지 않더니만. 이미 절반 이상이 전문가인 건 말해 뭐해. 크로스핏 강사에 운동센터를 운영하는 대표, 요가 강사. 이건 뭐 운동 전문가들의 모임인가? '이미 전문가면서 왜들 이러세요. 여긴 왜 오신 거예요오~! 힝.'

자신 있게 발을 디딘 협회 강의실에서 나는 그저 고령의 부진 '아줌마'에 불과했던 것. 하아, 내가 그려 본 그림은 이게 아닌데.

부진한 아내 탓에 주말 휴식을 고스란히 반납하고 두 아이의 돌봄 용역을 도맡은 남편에게 차마 첫 주부터, 이건 아닌 거 같다. 내가 생각이 짧았다고 말할 수가 없었다. 조금만 더 버텨 보자. 한 주, 두 주. 주말이면 충전은커녕 정신도 몸뚱아리도 방전되어 꾸역꾸역 버티던 어느 날. 밑져야 본전. 질러나 보자는 심산을 농담으로 둔갑시켜 조심스레 진심을 전해 본다.

"여보. 나한테 이렇게 말해 줄래?"

이건 또 무슨 수작이냐는 표정이긴 하나, 괘념치 말되 최대한 떨지 말고 진술하게 이어갈 것.

"'그깟 돈이 뭐 대수야? 네가 이렇게 힘들어하는데! 까짓거 좋은 경험이었다 생각하고 당장 관둬!'라고 말해 줄끄야?"

남편이 웃었다. 노려보거나 한심한 듯 눈길도 주지 않으면 어쩌나 얼마나 걱정했던가. 역시 그래도 남편뿐이다. 살짝 불안하지만 나쁘지 않은 반응, 오랜만의 따뜻한 미소. 휴우~.

"윤미, 파이팅! 끝까지 가는 거야!!"

이토록 따뜻한 사람이었던가. 살면서 이 남자에게 이렇게 진심 어린 격려와 응원을 또 언제 받아보겠나 싶게 자상하고 진지한 말투에 흠칫 놀랐다. 아주 그냥!! 고맙다.

이제 방법은 없다. 기부 천사로 거듭나기는 글렀고, 한 놈만 패는 수밖에. 연습! 또 연습!

30년 전 구구단 7단을 외우던 심정으로 연습하자!

출발점이 다르니까. 나에겐 동기들이 이미 장착하고 온 우락부락한 근육도 부족하고, 남들은 복습 삼아 훑는 해부학 용어도 여전히 외계어 같아서 남들 3시간 공부할 양을 3일을 해도 헷갈리니 뭐 어쩌겠나. 준전문가들이 바렐에 1시간 앉아 있으면, 평민인 나는 2시간 앉고, 그들이 리포머 캐리지를 10번 밀고 나갈 때 멀미가 날지언정 30번 밀고 나갈 수밖에. 도리가 없다.

그렇게 나의 연습 동영상은 다른 사람들이 10시간, 20시간을 채우는 동안 40시간, 50시간을 넘어 100시간에 육박하고 있었다. 너도 참 애면글면 산다고 내가 내 혀를 차며 자기연민에 젖었다가 궐기하기를 반복했다. 그러는 동안 해부학 책에서 구경만 해 오던 복

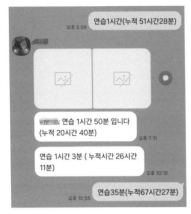

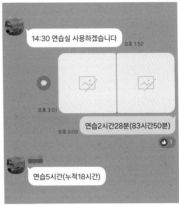

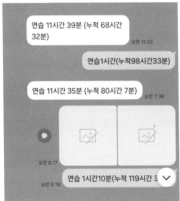

직근이 초코초코하게 내 배에도 새겨지는 신비를 경험하기도.

7단도 못 외우던 부진아가 교사가 되어 아이들을 가르치고 있는
것처럼.

"저분은 여기 왜 왔지"라는 눈총을 사던 애 둘 딸린 부진 아줌마는
해부학과 실기시험에서 우수한 성적으로 강사 자격을 갖추었다는

후문을 부디 듣게 해 주겠다. 누구에게? 날 응원하던 당신! 그리고 주말 내내 엄마와 떨어져 지내면서도 매주 엄마 파이팅을 외쳐 주던 고마운 아이들에게도 말이다.

'결국 백설 공주는 난쟁이들과 함께 행복하게 살았습니다'의 결말을 빌자면, 다행히 '부진아' 주머니께서는 해부학 10회 필기시험과 최종 실기시험에서 각각 최고점을 갱신하고, 최우수 교육생으로 선발되며 화려하게 필라테스 지도자 자격을 취득하고야 말았답니다.

1. 화장실에 가고 싶을 때 간다? Yes or no

농경사회에 대변은 귀한 대접을 받았죠. 그 덕에 자란 곡식, 채소, 과일을 음식으로 먹고 다시 우리는 배변 활동을 합니다. 똥과 오줌은 그 사람의 건강 정보를 고스란히 담고 있다는 점에서 기피 대상인 동시에 살펴보면 좋을 결과물이에요. 신생아를 키워 보거나 반려동물과 함께 사는 분들은 이해하실 거예요. 소화기관에 이상이 생기면 대변의 색이나 점도에 변화가 생기고, 소변 색으로 건강 상태를 의심해 보기도 합니다.

변비가 심한 사람에게 화장실은 주로 지옥이 되고, 반대로 가뭄에 콩 나듯 천국의 문을 열어 주는 공간이죠. 이 책을 읽는 분들은 부디 배변에 어려움을 겪지 않기를 바랍니다. 나이가 들어도 대소변이 급해 참아야 하는 순간이 올 때 내 의지대로 화장실을 오가는 몸을 갖추면 좋겠어요. 항문이 낡아서 불편해지는 것 또한 자연스러운 노화의 과정입니다. 누구든 치질이나 직장 점막 탈출 등이 생길 수도 있고, 근육 노화로 변이 세거나 반대로 변비가 심해질 수도 있어요. 대변이든 소변이든 안에서 밖으로 밀어내는 과정을 거치니 본래 직장 안에 위치해야 하는 것들이 밖으로 나오는데, 이 과정에서 괄약근은 점차 약해지며 악순환이 계속됩니다. 배변 활동이 제대로 되지 않아 잔변이 남으면 요실금이나 변실금을 경험하고요. 기침할 때나 웃는 행위만으로도 소변이 새어 나와 난감해집니다. 씁쓸하죠.

골반이 약해지면 소변 횟수가 부쩍 늘어나거나 골반 근육이 탄력을 잃어 골반 통증을 겪기도 합니다. 골반이란 게 아래가 뻥 뚫린 그릇 같은 형태인 것도 모자라, 밑바닥이 단단한 뼈가 아닌 골반저근이라 불리는 근육으로 이루어져 있거든요. 여러 장기를 뼈가 아닌 근육만으로 받쳐주고 있는 데다가 중력의 압박까지 이겨 내야 하니 날이 갈수록 아래로 처질 수밖에 없습니다. 주요 심부 근육 중 하나인 골반기저근pelvic floor의 탄력도 잃지 않도록 미리미리 괄약근 운동도 함께해요. 본의 아니게 수시로 오픈되는 날이 오면 한발 늦으니까요. 본인이 항문 인지 능력을 가지고 있는지 꼭 점검해 보시고요. 항문을 오므리며 수축시키고 이완하는 소위 케겔 운동을 검색해서 꾸준히 해 주세요. 복근 중 복횡근TRA의 기능에 해당하는 배꼽을 쏙 당겨 코어 수축을 유도하는 습관도 좋습니다. 당기려던 건 배꼽인데, 동시에 나도 모르게 괄약근까지 조여 온다면 '느끼던 중 반가운 감각이구나' 하고 기뻐해 주세요.

2. 자세 참 좋은데요? Yes or no

지금 앉아 계신가요? 어떤 자세로요? 세계적인 척추외과 의사 알프 나츰슨 박사의 연구에 따르면 척추와 관절에 미치는 압력을 30퍼센트까지 줄이는 데 '바른 자세로 앉기'가 핵심 역할을 한데요. 방금 자세를 고쳐 앉으셨다면 환영합니다. 그런데 나름 신경 써서 고쳐 앉은 그 자세가 과연 몇 분 정도 더 유지될까요? 이래서 습관이 무섭다나 봐요.

의식하지 않으면 곧 나도 모르게 금세 다리를 꼬거나 어깨, 등을 잔뜩 구부리게 되지요. 소파와 한 몸이 되거나, 푹신한 쿠션 위에 앉는 습관은 양쪽 좌골 뼈에 자신의 체중이 골고루 분산되는 느낌을 알아채지 못하도록 방해합니다. 이 때문에 척추를 곧게 세워 앉는 건 당연히 어렵죠.

우리 몸에 심부 코어 근육inner core muscle은 복근 중 복횡근, 골반기저근, 척추기립근 중 다열근, 여기에 호흡을 담당하는 횡격막까지, 주로 이 네 가지를 말합니다. 이들은 몸의 중심부를 단단히 하고 코어의 안정성을 책임진다고 볼 수 있죠. 러닝, 골프, 복싱, 걷기, 어떠한 운동을 하더라도 심부 코어 근육을 포함한 코어 근력이 기반되어야 사지 사용이 자연스럽고 유연해지므로 부상 위험도 줄고 운동 효율도 높일 수 있습니다. 코어를 단련해 척추, 골반, 복부 안정화는 물론 심부 코어까지 돌봐 주세요. 자세 신경 쓰는 일을 시작으로 근육 강화까지 병행하는 게 유익하겠지요. 아이들에게 강조하는 '바르게 앉기', 어른들도 함께하세요. 엉덩이 한번 좌우로 들썩들썩, 양쪽 엉덩이 어느 하나 치우침 없이 양 좌골에 균형 있게 체중을 나누어 주세요. 사회를 바라볼 때는 다소 삐딱하더라도 말이에요.

3. 잠이 오면 잠을 자나요? Yes or no

피곤해서 잠을 좀 제대로 자고 싶은데 막상 잠이 잘 안 와 vs. 잠을 꽤 자긴 했는데 하루 종일 브레인 포그(머리에 안개가 낀 것처럼 멍한 느낌이 지속돼 생각과 표현을 분명하게 하지 못하는 상태)여서 잔 것 같지가 않아.

수면에 대한 극과 극의 반응인데요. 결과는 비슷하네요. 피로감이요. 제 또래 지인들의 잠에 대한 반응입니다. 나는 머리만 대면 잔다고 답하는 이가 부러운 때가 오네요. 잠만 잘 자도 복이라고들 하잖아요. 이는 근육에도 상당한 영향을 미쳐요. 근육이 회복하고 성장하는 데 수면의 역할을 무시할 수 없거든요. 잠을 푹 잘 때만 우리 몸은 운동으로 지치거나 손상된 세포를 회복하는 호르몬이 분비됩니다. 어른들만이 아니죠. 아이들 역시 성장 호르몬은 숙면 시 가장 많이 분비되고요. 수면이 부족하면 코르티솔을 포함한 다양한 스트레스 호르몬 수치가 증가할 뿐만 아니라, 포만감을 느끼는 호르몬인 렙틴이 줄어들어 근육은 갈수록 빈약해지고 쉽게 살찌는 몸으로 변합니다. 렙틴을 지켜 주세요. 체지방을 소모하는 데 도움을 주는 기특한 호르몬이니까요.

게다가 수면의 양과 질이 보장되지 않으면 심각한 집중력 저하와 스트레스 호르몬 분비를 유발한다고 하니 잘 자는 일에 관심을 두자고요.

4. 소리 소문 없이 노화되고 있는 나의 골반기저근을 어쩌죠?

케겔 운동이 좋다고는 하지만 골반저근 수축을 도대체 어찌 인지할 수 있을지 막막할 수 있어요. 골반저근은 회음부를 기준으로 요도와 질을 조여 주는 요도괄약근인 BC 근육, 뒤쪽으로는 항문을 조여 주는 PC 근육, 이 두 가지로 구분됩니다. 이 두 부위의 수축과 이완이 원활해야 골반기저근 전체의 탄력과 건강을 도울 수 있겠죠.

자, 그럼 어떻게 확인해 볼 수 있을까요? 먼저 숨을 코로 들이마시고 내쉴 때 팽창된 양쪽 갈비뼈가 모인다는 느낌이 들 때까지 호흡을 뱉습니다. 이 상태에서 먼저 소변을 참는다 생각하고 요도 근처 부위를 조여 주세요. 동시에 이번에는 항문을 바짝 당긴다는 느낌으로 한 번 더 조여 줍니다. 이렇게 5~10초 정도 수축 상태를 유지했다가 숨을 들이마시며 잠시 근육을 이완시켜요. 숨을 다시 한번 내쉰 후 같은 방법으로 반복합니다. 이때 골반 아래 근육들을 쥐어짜는 느낌과 편안하게 놓아 주는 느낌의 차이가 구분되시나요? 수축 상태를 5초 이상 유지하는 데 어려움이 없는지도 판단해 보세요. 골반기저근의 움직임에 대한 인지력을 체크하는 방법입니다.

이렇게 당겨서 조이고, 천천히 이완하는 자체가 골반기저근 탄력에 도움이 되고요. 근력운동 시 병행할 수 있는 두 가지 방법을 소개해 드릴게요.

1. 골반기저근 운동이 되는 응용 스쿼트

① 어깨너비로 두 발 각도가 10시 10분 방향이 되도록 서서 호흡을 들이마십니다.

② 무릎을 살짝 구부린 후 엉거주춤 자세(보통 허벅지가 바닥과 수평을 이루는 일반적인 스쿼트 자세의 50퍼센트)까지만 내려갑니다.

③ 이 상태에서 앞서 설명한 골반기저근 수축의 느낌 두 가지를 떠올리며 요도 괄약근을 한번 조여 주고, 2차로 항문 괄약근을 조여 대변을 참는 느낌을 유지한 채 기립합니다. 반복하세요.

2. 골반기저근 운동이 되는 응용 브릿지

① 바닥에 누워 무릎을 세운 후 브릿지 시작 자세를 취한 후 엉덩이 근육에 힘을 줍니다.

② 위 등은 아래로 엉덩이는 위로 올려 척추와 허벅지가 일직선이 될 정도만 올라왔으면 양 무릎과 허벅지를 발바닥이 뜨지 않는 범위만큼만 바깥쪽으로 벌리세요.

③ 이 상태에서 다시 한번 대소변을 참는다는 느낌으로 골반저근을 각각 수축한 상태에서 척추, 엉덩이 순서로 제자리로 내려옵니다.

03
수렴적 사고,
기.승.전.근

"죄송해서 어쩌죠? 갑자기 상가집에 좀 다녀와야 해서요."

단합을 도모하고 싶지 않은 이들과의 회식이라면, 돌연 있지도 않은 친척 어르신 한 분쯤 급히 돌아가시게 만드는 편이 낫다. '사정이 있어서', '오늘은 컨디션이 좀'보다는 적절한 성의라고 배웠다. 한국 사회에 적을 두고 밥벌이하려면 측근의 생사가 달려야만 불참을 선언할 수 있다고 어디에 나와 있는지.

새삼스럽지만 아이가 아파도 내가 꼭 챙기는 회식이 생겼고, 이젠 거꾸로 회식 때문에 꼭 참석해야 할 경조사 불참을 선언할 지경이다. 같은 학년 선생님들 13명의 모임. 올해 동 학년 구성이 비슷한 연령대거나 관심사가 같은 경우? 아니다. 그렇다고 동일한 취미를 가져 여가 시간을 같이 보내는 등의 동질 집단이냐 물으면 참 할 말이 없다.

손가락 발가락을 모두 동원해야 겨우 나이 차를 헤아릴 법한 00년생(00학번 아님)부터 종일 손녀 사진만 바라봐도 배부른 선배 교사에 이르기까지 연령 분포 또한 상당하다. 최고참 선배님이 울 학년 신규 선생님의 시어머니가 된대도 가능할 법한 연세니, 각 반 담임 제각각 세대를 아우른달까?

역시나 매번 내외하는 1차 식사 자리에서는 아줌마와 아줌마가 아닌 모둠 구성으로 테이블이 나뉜다. 위가 차오르고 2차, 3차 알코올 덕을 보며 살짝살짝 말이 짧아져 흥이 오르면 매번 주제는 '연애 또는 결혼.'

눈에 넣으면 아플 게 분명하나 그럼에도 예뻐죽겠는 신규 교사들. 그녀들을 시집보내기 아까워 발을 동동 구르는 언니들의 애틋함을 외면한 주제, 바로 '이상형'이다. 급기야 허공에 둥둥 뜬구름 마냥 꿈에서나 만날 법한 연예인 매칭 토크는 또 무엇? 40대 둘은 굳은 표정으로 마주 본다. 설마 우리도 10년, 15년 전에 저랬나?

그런 상상 아무짝에 쓸모없다 말하면 다음 달 회식이 무산될까 두려워 터진 입에 음식만 욱여넣었다. 20대 중반임에도 40대, 50대와의 대화에서 가뿐히 동년배 리액션을 성공적으로 해내는 센스, 여기에 인성까지 두루 갖춘 유정이는 가수 이석훈이 이상형이란다.

저런!

2000년에 태어났다는 것도 모자라 미혼이라는 점만으로도 네가 갑이라고 늘 예찬받는 깜찍한 이서는 배우 이제훈 스타일이 좋다고. 연신 박수를 쳐대며 아주 신났다. 표정은 이미 연애 중.

한 녀석은 키가 커야 한다고, 다른 녀석은 지적인 이미지가 좋다며 안경을 쓴 남자가 낫다나? 신나게 연애 조건을 운운하는데. 흠….

철저하게 이 두 가지 조건에 부합하는 키 크고 안경 쓴 한 남자가 떠오르나니. 우리 집 양반은 곧 새장가도 들겠구나 싶다, 허허.

"키?"

"외모?"

키 크고 잘생긴 병자를 수발해야 하거나, 비율 좋은 훈남 백수를 먹여 살리는 극단적인 스토리를 뱉는 꼰대가 되진 말자. 끼얹을 찬물에 적절히 온수를 타서 자극은 삼가도록 조심히 대화상에 숟가락을 얹어 본다.

"사실, 아프지나 않으면 뭐… 중간은 가지."

늘그막에 형형색색 스카프 두르고 산악회라도 즐기려면 건강수명이 최고라고 오늘도 독백해 본다. 자고로 남편감이라면 오래도록 네(four) 발 말고 내(my) 발로 스스로 걸을 줄 아는 남자면 오케이. 부디 그녀들이 몸 건강하고 정신 건강한 남편감을 만나 100세 시대를 무사히 살아가기를 뜬금없이 기도했다. 대화가 무르익고, 이상형에서 슬그머니 재테크로 화제를 돌릴 즈음 이번에는 다른 이유로 두 입술이 나란해졌다. 재테크? 헉! 난 재테크에 똥멍청이니까. 여하튼 다시 한번 이질 집단이 되어 안주에 집착하기 시작했다. 나의 입이 먹는 일에 집중한 덕분에. 휴~ 다행히 좋은 이들과의 회식은 무사했다.

대학입시를 앞둔 학생들을 인문계와 실업계 정도로 분류하던 세대를 살았다. 공부에 관심이 없다면 기술을 배우라는 등 마치 기술의 개념을 무식하면 취하는 것으로 하등하던 옛 어르신들을 곁에 두고 자란 나. 테크 tech가 붙었으니 지극히 인문적 영역 내에서만 살아온 내가 넘볼 분야가 아니라 무시하면 될 것을. 요즘 같아서는 똥멍청이란 표현이 제격이다. 동 학년 회식 못지않게 빼놓지 않고 챙기는 매주 금요일 밤 9시 30분. 2년째 한결같이 치맥과 곱창 따위를 가뿐하게 이기는 불금 모임이 바로 전국구 북클럽이다. 서울, 경기뿐만 아니라 광주, 구미, 대구, 심지어 제주에서까지 오프라인 모임을 위해 육지로 날아오는 회원도 있다. 사는 곳도 제각각이라 발제 도서의 분야도 방방곳곳 다양해 좋다. 이번 책은 경제서. 주제는 투자다. 엄마야. 경알못, 부알못, 주알못 하나같이 나를 두고 하는 말인데, 무사히 참여할 수 있을까? 소소한 200페이지짜리 에세이부터 800~900쪽에 이르는 소설까지 지난 2년 한 주도 빠짐없이 지켜온 우리의 독서 모임인데. 이제 겨우 52쪽, 이건 뭐 책장이 넘어갈 줄 모른다. 침만 꼴딱꼴딱 넘기다 말고 유독 어느 한 페이지에 시선 고정.

딱 꼬집어 내게 하는 말 같아서 살짝 쫄리기까지 하다. 미국 연방준비제도이사회 의장이었던 앨런 그린스펀이 말하길 "글을 모르면 사는 데 불편한 정도지만, 금융을 모르면 생존 자체가 어려우므로 (오마이 갓!) 금융 문맹이 문맹보다 무섭다." 아~ 진짜 무섭다. 경제 공부의 본질이 단순히 투자에 있지 않은 생존이라는 함의를 갖췄다고 나도 말하고 싶긴 하다. 생존이라니.

'침상에 누워 지낼 만큼 병약하거나 근손실로 보행이 어려워지는 순간이 더 무섭지 아니합니까? 건강수명 말고 숨만 겨우겨우 쉬고 버티는 뭐 그런 거요.'

무슨 책이든 읽다 더 이상 진도가 안 나가는 순간이 오면 꼰대 기질을 저 혼자 발휘해 대화의 주제를 틀어 버리려는 심보가 또 한 번 도졌다. 그리고 나면 희한하게 건강 타령, 운동 타령, 먹거리 타령이 영락없이 따라 오는 걸 보면 기승전. 근력 내지 운동?

그날 나는 강릉태생임을 자랑하듯 신사임당 초상화처럼 화면 앞에 곧게 앉았다. 최대한 온화함을 가장한 무표정으로 정지화면처럼 앉아 있다가 급기야 '회의 나가기'를 누르고 말았다.

'하아, 나 금요일만 기다렸는데, 여러분 너무 미안해요. 저는 오늘 할 말이 없어서 이만 나가보겠습니다. 냐하하.'

사랑하는 이들이 서운하지 않도록 온갖 애정을 듬뿍 담아 '냐하하'에 함축해 넣어 채팅창에 띄우는 동시에 퇴장한 거다. 아~ 이 어찌 외롭고 쓸쓸한 일이 아닌가. 그럼에도 불구하고 첨언하자면? 연금보다 운동, 근력 뭐 이런 뉘앙스의 책들이 나를 잔뜩 격려한달까? 하물며 한때 나의 최애 프로그램이었던 EBS〈명의〉오상우 교수님의 저서 목차 중 내가 가장 애정하는 소제목이 이렇다. '왜 돈은 죽어라 공부하면서 건강 공부는 죽어도 안 하는 걸까?' 흐흐. 나란 사람은 우선 돈 공부를 죽어라 해 본 적이 없으니 지탄의 대상에서는 가뿐히 제외, 건강 공부를 죽어도 안 한 측에는 속하지 않으니… 이러다 칭찬이라도 받는 건 아닌지. 어깨에 살포시 기왓장을 얹어 본다.

30~40대의 운동은 우리가 하고 있는 재테크와 절묘하게 닮아 있다. 부동산, 주식, 펀드, 연금, 예금과 적금까지 모두 재테크를 위함이다. 특히 연금은 노후의 안정적인 생활을 보장받고자 경제활동을 하며 일정액을 적립해 두고 추후에 다달이 받는 금액에 해당한다. 사실 우리가 지금 하고 있는 운동이 그렇다. 즉각적인 즐거움과 보상을 위한다기보다 하루하루 근력을 쌓아가다 보면 70대가 되어 누구나 맞이할 노화로 인한 신체 변화에 유연하게 대응할 수 있게 된다. 골밀도 저하, 근감소증은 물론 만성질환으로 인해 삐그덕대는 내 몸을 사전에 관리하고, 젊은 시절 시간 투자와 노력으로 적립해

둔 건강연금을 다달이 타 먹으며 '괜찮은 몸' 상태로 살아갈 예정인 거다. 이만하면 그 어떤 연금보다 두둑하지 아니한가?

남들만큼 야무지게 재테크할 줄은 모르지만 내가 유일하게 해내고 있는 재테크는 몸이니까. 근테크로 건강수명을 쌓아가고 나서 남은 에너지로 경제 공부도 좀 할게요. 흐흐.

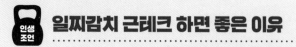

일찌감치 근테크 하면 좋은 이유

1. 30대 이전이요?

이 시기는 성장 발달이 한창인 소아청소년기와 20대 성인의 몸을 갖춘 시기 모두를 포함하죠. 한창 자라고 있는 때라 많은 에너지 섭취가 필요합니다. 청소년기에는 성장호르몬 수치가 높고, 20대 성인의 몸 역시 성호르몬의 수치가 높아 배불리 먹는다고 할지라도 급격히 비만해지지 않습니다. 기초대사량이 높으니까요. 이 시기에 기초체력을 잘 갖추어 두고 충분한 영양 섭취와 내 몸의 가동성을 습관화해 두면 근손실을 맞게 될 30대 이후의 삶에 남보다 겪게 될 타격이 적겠지요. 대사 과잉으로 인한 몸의 변화에도 유연하게 대응할 수 있도록 기초공사를 잘해 두면 좋겠습니다. 두 다리를 최대한 활용해 이동할 수 있도록 자녀를 키우는 부모님이라면 아이의 불편한 이동을 측은히 바라보지 마시고 대견해 하셔도 좋습니다.

2. 30~40대 근테크 지혜

근육을 잃어버리기 시작하는 연령이라고 하면 조금 놀랍지 않나요. 100세 시대를 산다고 치면 한창때인걸요. 하지만 근손실이 시작되는 시기가 30대 맞습니다. 이 점을 자각하고 있건 아니건 이보다 우선순위 되는 일들이 너무 많은 나이이기도 하죠. 사회에서의 역할 수행은 물론, 많은 사람이 새롭게 가정을 이루는 변화의 시기고요. 남녀 할 것 없이 본격적으로 육아 부담도 동시에 얻은 채 바쁘게 일하고 활동 범위를 넓힙니다.

이때 우리 신체에서는 어떤 변화가 시작되고 있을까요? 신체 능력이 하강 곡선을 그리며 피부는 둘째치고 근육 노화가 진행되니 근감소와 함께 무기력감, 우울감까지 덤으로 얻지요. 체력이 바닥을 치며 근력을 비롯한 신체 능력이 감소하는 시기. 호르몬 변화로 대사까지 느려지니 느닷없는 체중 증가를 경험하기도 합니다. 30대, 40대에는 사회적 성취를 위해 사용하는 에너지가 1순위가 되기 쉽습니다. 자칫 직장에서의 성공적 역할 수행에 몰입하다가 건강을 해치지 않기를 잔소리하는 마음 어쩌겠어요. 왜냐고요? 눈 깜짝할 사이 맞이할 40대에는 체력 저하와 근력 감소에 더욱 속도가 붙으니까요. 고혈압, 당뇨, 고지혈증 등 만성질환 위험은 또 어떻고요. 주기적인 근력운동으로 근감소를 예방하면 좋겠습니다. 제대로 배운 운동에는 반대급부란 없으니 매일 20~30분만이라도 시간 확보해 주세요.

3. 50대는요?

예전같지 않죠. 근력 감소? 말해 뭐 하겠어요. 엎친 데 덮친 격, 이 시기부터 여성분들은 폐경이 가져 온 후폭풍에 시달리게 되지요. 날이 갈수록 대사는 느려지니 체중 증가는 기본, 복부비만은 운명처럼 받아들이게 되고 골밀도 저하까지, 걱정거리가 이만저만이 아닙니다. 골다공증, 당뇨, 마른 비만, 고지혈증, 지방간, 제 주변 50대 지인들이 한두 가지씩 갖고 있는 질환이 이렇다네요. 만성질환 여부야 개인차가 있겠지만 평균적으로 닥칠 건강 문제를 알아두고 미리 예방하는 편이 낫겠지요. 《내 몸 혁명》의 저자 박용우 교수의 설명에 따르면 유산소 운동 유무에 관계없이 근력운동만 꾸준히 해도 당뇨병과 심혈관 질환 발병 위험을 크게 감소시킬 수 있다고 해요. 근력운동을 통해 내장지방을 줄이는 데 효과가 탁월한 대상이 누구냐고요? 다름 아닌 중년과 노년층이라는 최근 메타 분석 결과에 귀가 솔깃해집니다. 내장지방과 이별하기 늦지 않았어요. 50대가 숙명처럼 달고 사는 만성질환에서 적극적으로 해방되기 위해서라도 근육운동을 중심에 두고 몸 챙기는 혜안을 챙겨 가는 게 어떨까요? 30대 대비는 20대부터, 50대 준비는 30~40대부터 노화와 건강 쇠약을 조금이나마 늦춰 보면 좋겠습니다.

4. 65세 이후 근테크 지혜

70대 어르신께서 느리지만 적극적인 걸음으로 센터 머신을 옮겨 가며 PT를 받으시는 모습에 어찌나 기쁘던지요. 좋지 않은 관절로 자세가 굽어 요추에 부담을 주고 있는지도 모른 채 무리하게 걷기만 고집하는 것보다 훨씬 반길 일입니다.

60대부터는요. 눈에 띄는 골밀도 감소 탓에 골절 위험으로부터 자유롭지 못하고요. 안정적인 수면에도 문제가 생깁니다. 경도 인지장애나 치매와 같은 뇌 관련 문제를 경험할 가능성도 크고요. 서울아산병원 정희원 교수에 따르면 노쇠가 심할수록 보행 속도와 같은 신체 기능 못지않게 인지 기능, 우울감, 삶의 질, 영양 상태 등 총체적 기능 저하를 경험한다고 하네요. 30~40대에 먹었더라면 건강관리에 보탬이 되었을 식단을 70대에 와서야 실행하다 보면 오히려 근육만 더 잃게 되는 결과를 가져올 수 있어요. 그러니 노년기에는 동물성 단백질을 보태되 탄수화물 걱정하지 마시고, 3대 열량 영양소 고루 충분히 식사하며 근력운동 하시면 됩니다. 건강한 몸에 건강한 정신이 깃드는 노년기를 준비할 수 있기를 바랍니다.

04
내가 '개'가
되는 순간

주로 토요일 9시, 10시. 두 타임 필라테스를 한다. 2020년도부터 줄곧 그래왔다.

10시 25분쯤 되면 매번 사알~짝 후회가 몰려오지만, 10시 48분경 정리 스트레칭으로 호흡이 가다듬어지고. 그렇게 수업을 마치고 기어 나올 때면 그 성취감이란 말도 못 하다. 목표한 대학에 합격한 고3 수험생들에 견주어도 나쁘지 않을 터. 좀 과한가? 자고로 '오버' 란 나 같은 성향 아줌마들의 전유물이 아니던가.

9시 첫 타임. 대개 밤새 비축해 둔 에너지가 발휘되어 기어이 파이팅 넘치는 데다가 필라테스 5년 차. 꽤 안정적인 자세 덕인지(어머, 미쳐. 내 입으로?) 강사님은 자주 "구~웃!" 내지 "그러줘어~~!!"를 번갈아 날리시고. 그걸 받아 채는 나? 전신거울이 곧 깨지기를 기대하는 양, 거울 속 내 몸 구석구석에 격려와 자찬을 건넨다. 흠. 나 좀 멋진가?

9시 50분, 평일이라면 1교시 수업을 마치고 맥심을 한잔 말며 당을 채우고 있을 시각에 여유롭게 쫄쫄이 차림으로 거울 앞에 선 아줌마는 민망함 대신 뿌듯함에 남몰래 자존감 장착. 50분 수업을 마치고 나면, 물 한 잔과 커피 맛 사탕을 하나 깐다. 이게 뭐라고 이렇게 맛있냐.

이전 타임엔 가뿐하던 자세도 10시부터는 웬 진동 버전인가 싶다. 계절은 여름을 치닫고 어느 곳 하나 냉기란 없는데도 냅다 떤다. 부들부들. 하체라면 허벅지살이 요동치고, 상체의 경우 오한이 왔나 싶게 말이지.

여덟 명 정원, 5년째 운동 메이트로 지내 온 자영 님과 수정 님을 제외하고는 부끄러울 것 없는 '오롯한 남남'인데. 덜덜댄다고 쪽을 팔 리? 만무하다. 내 성격에 뭣이 중헌디. 해를 거듭하니 필라테스에서 만난 인연들은 어느 부위, 어느 살에 진동이 걸릴지언정 기꺼이 이해하는 '찐 운동 인연'이 되어 있다.

다만, 강사님의 루틴을 예상하는 우수회원으로서 기대에 부응하려 뭐라도 하자. '흠, 내가 커피는 좀 알지' 잘난 체하며 평소라면 손도 안 댈 만한 커피 사탕? 기어이 먹. 는. 다. 이왕이면 당 섭취를 해 두는 게 맞다.

"자, 윤미 님!"

"먼저 해 보세요~"라거나 "한번 보여 주세요~"라는 말도 없는 편이시다. 애제자를 향한 눈빛 한번 쏘고, 부름을 받으면? 나는 기어이 꽃이 되고야 만다. 김춘수 시인의 작품 〈꽃〉은 우리 강사님에게 농도 짙은 인사이트를 준 게 확실하다. 이 시가 이리도 실천적이던가!

그녀는 수업 내내… 내 이름만 냅다 불러 댄다.

"자, 윤미 님!"

"자, 윤미니 임??"

"자아~~~ 윤미 ~님!"

가끔 내가 '최윤미'인지 '자윤미'인지 헷갈릴 만큼 그녀의 멘트란 4년이 넘도록 한결같고, 그럴 때마다 나는 주인에게 충성을 다하는 개처럼 정성을 다해 자세 시범에 쓰임 받는다.

필라테스 두 번째 타임, 내가 개가 되는 순간! 왈왈.

내가 어딜 가서 이런 역할을 해내겠나 싶게 뿌듯함에 몸서리치며 은근 시범을 즐기는 걸 보면 나야말로 진정 운동을 잘하고 싶은 '욕망 부자' 맞지 싶다. 이쯤 읽다 보면, 같은 센터에서 필라테스를 한 지 5년 차가 되었고, 스스럼없이 본인의 역할도 맡겨 가며 두 번째 타임, 수시로 이름을 불러대는 그녀?

그녀와 나 사이, 우리 꽤 친밀하지 싶을 테지만? 내가 수년간 그녀와 나눈 대화라곤 고작해야 "안녕하세요" 또는 "애쓰셨습니다" 정도가 내 것이고, "네, 안녕히 가세요" 내지 "자, 윤미 님 or 자 윤미 님? or 자⋯ 윤미 니임~~~" 정도가 그녀의 것이란 말이다. 충견은 얼마 전 용기 내어 그간 규칙처럼 건네 온 두 가지 대화 이외의 것을 시도했다.

"강사님, 혹시 어디⋯ 안 가실 거죠?"

갑자기?

"네?" 역시 짧다.

"이번 주가 재등록 기간이라⋯."

"아~~~~~ 네에~. ^^" 조금 길다.

5년째 서먹한 상대에게 떠날지 말지 확답을 받아 내는 절차가 필요했던 이유? 아마도 이거 아닌가 싶어 이제야 웃음이 난다. 인정욕구.

한 살, 두 살 나이는 먹어 가고, 새삼 나의 현위치를 조망해 보곤 한다. 종종 메타 인지란 남에게 폐 끼치지 않으려는 마음은 물론, 자기 인생에 대한 예의라는 게 내 생각이다.

나의 위치? 집에선 주로 파리(애석하게도⋯ Paris 말고 fly요) 날리는 음식점 주방장마냥⋯ 호응은 안 좋아도 요리를 거르긴 어려워 꾸역꾸역 억지로 해내는 아내, 그리고 엄마.

학교에선 아무리 좋은 부장, 괜찮은 교사라 인정받아도 사회적

페르소나란 나만 걸치고 있는 건 아닌지라…. 저것이 과연 겉치레인지, 그들의 객관적 평가인지는 가늠이 어렵다.

그런 나를 바렐, 체어, 캐포머 할 것 없이 기꺼이 시범 조로 사용하는 그녀의 속내? 그래도 저 정도 자세라면 강사를 대신해 회원들이 보고 배워도 괜.찮.아. 서 아닐까? 감히 쓰임의 출처를 추측만 해본다. 이 점이 재등록을 할지 말지 결정하는 데 어느 정도 영향을 끼치는 걸 보면 인정 욕구는 주로 가정과 일터 못지않게 운동센터에서까지 발휘되는 사람이 나구나~ 싶다.

'잘'하고 싶다.

필라테스건, 웨이트 트레이닝이건 흉내만 슬쩍슬쩍 내기보다는 제대로 배워서 오늘보다 내일, 더 잘하고 싶다. 남들보다 잘하고 싶다는 마음에 기인한 게 아니라 다행 아닌가? 그보다는 하루하루 어제의 나보다 미세하게나마 성장하고 싶은 속마음을 들키고 나니.

'공부를 그렇게 했어야지!'라는 자기반성에 본의 아니게 닿기도 한다. 40대 아줌마는? 쓰임 받고 싶다. 자신이 좋아하는 영역에서 누구라도 진심으로 엄지 척을 해 준다면 내적 동기란 이미 충족된 셈.

- 내 글에 온전한 마음으로 울고 웃는 독자 1인
- 내 운동에 그렇지! 그거지! 라며 고개를 끄덕여 주는 전문 강사 1인

[단 한 사람]이면 되었다.

그 한 사람의 존재만으로도 나는 글을 자~알 쓰고 싶어진다. 운동을 제대로 하고 싶어진다. 이런 게 자신의 삶에 대한 '진심!' 아닐까?

왈왈.

개 좀 되면 어떤가?

종종 사람보다 개가 더 나은 세상인데!

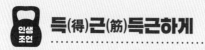

득(得)근(筋)득근하게

1. 뼛속까지 선생, 뭐 하려고 필라테스 지도자 자격에 근력운동 책까지?

맞습니다. 제 본업은 교사예요. 제가 지인들에게 레깅스를 선물하고, 운동 독려 글을 발행하며 허구헌날 근육 타령을 하니 저를 모르는 사람들은 '가르치는 일이 영 적성에 맞지 않나 보다'라며 걱정해요. 저를 잘 아는 사람들의 걱정은 그 깊이가 더욱 깊습니다. 태생이 '나 선생이다' 하고 산 사람이라 거실보다 교실에서 더 룰루랄라 신이 난 여자인데. 어느 날부터 뭐가 재밌다고 괴상망측한 기능 해부학 책을 끼고 다니더니, 주말에도 서울로 수원으로 하루 10시간씩 기꺼이 할애해 필라테스 지도자 자격 과정을? 아이고, 드디어 매너리즘이 왔나 보다 했대요. 무슨 그런 섭섭한 말씀을요.

저는 여전히 영어교육에, 자기 주도 학습코칭에 진심이고요. 부모교육과 교과 교육 전문가 맞아요. 다만 저를 비롯한 모든 사람에게 건강수명과 근력이야말로 어디에서 무슨 일을 하건 그 밑바탕이 되고야 만다는 사실을 깨달은 셈이죠. 그런데요. 교사라는 직업이 꼰대 같은 기질이 좀 있거든요. 혼자 공부하고 말 거면 연구만 하겠죠? 가르치는 일이잖아요. 해 보니 좋더라~ 하는 걸 어째 나만 알고 있기 영 찝찝한 거 있죠. 게다가 그냥 좋은 게 아니고, 무지하게 좋은 거라 운동 얘길

안 하고 갈 수 있나요? 혼자 살면 혼자라서, 결혼했으면 결혼을 했으니까, 아이가 있으면 아이가 있어서, 건강한 편이면 건강하니까, 마음이 아프면 그 이유로, 자존감이 바닥을 친 사람이라면 바닥을 쳤으니까 필요한 게 '운동' 맞습니다. 하셔야 해요. 딱 지금의 제 나이에 몸이 성치 못한 아빠를 잃었고요, 마음이 건강하지 못한 엄마는 더 일찍, 그렇게 둘이나 잃었습니다. 너무 일찍, 너무 아쉽게 가족도 나 자신도 잃지 않도록 우리 같이 잘 살고 싶어서 글 썼어요.

2. 허리디스크에 치명적인 필라테스 동작이 있다고요?

서울대학병원 재활의학과 정선근 교수님의 저서 《백년 운동》에 따르면 필라테스는 자신의 체중을 이용해 근력운동을 돕고 유산소 운동까지 혼합하는 동작이 많지만, 허리에 문제가 있는 사람의 경우 세심한 주의를 요구하는 운동 맞습니다. 그중 대표적인 동작을 알아두세요.

먼저, 분절이에요. 필라테스를 경험해 본 분들은 "척추 하나하나 분절하세요"라는 말을 많이 들어보셨을 거예요. 쉽게 말하면 윗몸일으키기를 아주 천천히 하는 동작이죠. 앉은 상태에서 윗몸일으키기를 하러 다시 내려가는 동작을 떠올려 보세요. 등을 바닥에 붙이며 천천히 누울 때, 등 뒤에 튀어나온 뼈인 극돌기를 한 땀 한 땀 누르며 아주 천천히 눕도록 유도합니다. 반대로 다시 일어날 때도 척추의 마디마디를 분리해 구부리면서 일어나는 동작을 하게 되지요. 허리 건강이 보장된 사람들에겐 유연성을 높이고 조절 능력 향상에도 보탬이 되겠지만 디스크 환자들에겐 허리통증을 유발할 수 있으니 삼가야 해요. 이 밖에도 헌드레드, 롤링, 손으로 발 잡기, 플로우 등의 자세처럼 무릎이나 등을 잔뜩 구부렸다 폈다 하는 동작은 허리에 무리가 가니 당연히 좋지 않고요.

3. 필라테스 지도자 자격 과정이요?

맞습니다. 겸직하고 있지 않지만 필라테스 강사 자격을 소지하고 있어요. 혹시 여러분 중에서도 오랫동안 즐긴 운동을 더 제대로 배워보고 싶은 분이 계시다면 지도자 자격 과정 추천합니다. 간단히 소개할게요.

- 기능 해부학 수강: 저에게 가장 큰 난관이었죠. 그야말로 외계어들의 향연이었습니다. 세는 방법에 따라 다를 수 있지만 골격근만 해도

600개를 훌쩍 넘죠. 수백 개에 달하는 전신 근육에 대한 특징을 이해하는 것은 물론, 해당 근육의 작용이 어떻게 필라테스 및 기타 운동과 연관 지어 적용되는지 공부하는 과목입니다. 정말 열심히 공부해도 어려운 거 맞습니다. 그만큼 잘 익혀 두면 유익하고 재미도 있고요. 타깃 근육의 작용이 어떻기에 이 운동을 하면 내 몸에 어떤 변화를 불러올 수 있을지 예상하며 적극적으로 운동하게 되니까요.

제가 공부한 협회는 자격 과정 중에 총 10회의 필기시험을 치릅니다. 평균 65점 미만의 경우 재평가를 치러 평균 75점으로 통과하는 조건이고요. 열 번의 기능 해부학 평가에 통과해야 실기시험을 치를 기본 자격이 주어집니다. 이것이 실기 평가의 전제조건이라는 건 몸을 잘 움직이기 전에 몸에 대한 이론적 이해를 충분히 하는 게 기본이라는 의미겠죠. 협회에 따라 다소 차이가 있지만 오픈 북으로 해당 과목을 이수하는 협회도 있다는 사실에 좀 놀랐습니다. 세부적인 근육 이해를 바탕에 두지 않고 동작 순서를 익히고, 그럴듯한 말솜씨로 큐잉하는 것만이 필라테스 지도자의 역량은 아니니까요. 당장 저라도 근육 작용을 이해하지 못하고 있는 강사에게 재활 내지 근력 및 유연성 운동을 배우고 싶지는 않을 것 같아서요.

• 필라테스 실기 수업 수강: 매트, 소도구, 바렐, 체어, 리포머, 캐딜락에 걸쳐서 기구 및 매트 운동을 70시간 이수하고 각 기구에 대한 시험을 치르며 총 100시간을 이수하는 커리큘럼입니다. 여기에 연습실에서 별도로 이루어지는 개인 연습 총 80시간을 사진과 빠른 속도의 동영상으로 촬영하여 제출한 후 순수 연습 시간을 인정받아야 최종 실기 평가에 응시할 자격이 주어집니다. 최종 실기는 수강생을 대상으로 30분간 실제 시퀀스를 짠 수업을 시연하고 난 후, 총 200~300개에 달하는 필라테스 동작 중 랜덤 뽑기로 해당 동작을 즉석에서 실행하는 방식으로 이루어집니다.

배우고 계신 센터가 있다면 나를 지도하는 선생님께서 과정 수료만 한 건지, 다양한 평가에 따른 조건을 통과해 지도자 자격을 갖춘 경우인지 궁금하실 거예요. 스펙이 전부는 아니지만 내 몸을 맡겨 볼 심산이라면, 자꾸 질문하고 도움을 구하세요.

05

내가 근력 전도사로 사는 이유,
남들이 왜 그렇게 사냐고 묻네요

엄마는 실종됐다.

2010년 1월 7일, 그날로 다시 보려야 볼 수 없었다. 겨울이 한창이라 밟을 맛 나도록 눈까지 소복이 내리던 날. 3개월 짧은 여생을 겨우 살고 있던 아빠에게 몸 구석구석 전이되어 딱히 폐암이라 부르기도 어려워진 병은, 이제 둘째 문제가 되고야 말았다. 겨울나무처럼 앙상해져 땅에 발을 디뎌 본 지 오래 지난 데다, 나이 사십 넘어 기저귀까지 차고 아내를 찾으러 다니기엔 악물 치아도 성치 않았을 테니까.

무력했고 무력해 보였다. 외면하려 눈도 고개도 열심히 돌렸건만, 병실 안팎으로 시선이 닿는 장면마다 예외란 없었다. 20대 여지껏 철 못 든 딸에겐 하나같이 그리 비쳤다. 다 큰 딸 아이가 혈변 본 엉덩이와 성기를 구석구석 씻겨 주어도 민망하기 어려웠던 아비는 그랬다. 더는 성치 않은 목구멍으로 뱉는 갈기갈기 찢긴 목소리가 그랬다. 곁에 있을 때 잘하질 못한 걸 이제야 후회하나 싶게 애절하게 부르다 울기를 반복하던 사람. 무력한 당신. 종복 씨.

잃어버린 소 부르듯 '수진이'를 부르며 울다 말고, 발가벗겨진 아랫도리를 그제야 알아차렸나. 수증기까지 토해 내는 물이 차갑다며 새된 목소리로 돌연 욕지거리를 했다. 아는 욕이 바닥이 난 건지, 진정 내게 미안했는지, 1분도 채 지나지 않아 목욕 의자에서 자력으론 일으키지도 못하는 몸을 겨우 기울이며 딸에게 용서를 구했다. 감히 따라 울지 못했다. 그 당시 나는 주로 불운한 아이로 불리던 여중생 시절의 습관을 상기하며 소리 없이, 그리고 짧게만 울었으니까. 그마저도 오로지 혼자일 때만 할 수 있는 짓이었다.

2010년, 그해 나도 많이 아팠다.

의식을 잃는 날까지 끝내 부르기만 하다 아무래도 이승엔 수진이가 없는 게 분명하다더니, 같은 해 5월 저승으로 찾으러 간 아빠. 찾았을까? 곁을 지키는 주말에 좀 떠날 것이지, 월화수목금 이번 한 주도 제발 잘 기다려 달라 거듭 애원하며 겨우 병실을 등졌건만. 간단히 떠났다. 그 시절 침을 삼키는 일마저 암 환자를 거슬리게 할까 두렵던 병실의 적막은 오로지 나의 과제였다. 6학년 아이들보다 내가 더 큰 소리로 울음 대신 괴성을 질러가며 운동회를 마치던 날. 삶의 응원과 죽음의 애도란 한날한시에 이루어지는 게 순리인 건가. 끝인사를 나누지 못한 것은 엄마의 것과 아빠의 것이 닮아 있었고, 이걸로 끝인 건지 어리둥절해 울지 못한 줄 알았는데 역시나 습관 탓. 장례를 치르고 빈집에 발을 디디니 부엌에 걸린 달력만 단정하다. 5월 8일. 어버이날, 그날로 모든 게 끝났구나 싶어 그제야 울었다.

여름을 날 때까지 내 병은 주로 악몽으로 간주되다 말았고, 날이 선선해지니 정신에도 바람이 일었다. 몸과 마음이 함께 아프기 시작하면 난감해지기 마련이다. 대개 애도를 방해한다. 정확했다.

그 후로 오랫동안 한결같이 아프기 바빠 애도하는 법을 알지 못한 건 매한가지였다. 아직 나는 궁금하다. 부모를 잃는다는 '몹시 흔한 사건'이 도대체 어떤 방식으로 내 마음을 찢어발겨 훼손했길래 결혼하고 아이를 낳아 내가 엄마라는 직함을 얻기까지, 미쳐놓고도 미치지 않은 척하며 죽어 살게 했는가 말이다.

날 좀 안다는 사람조차 알기 어려운 나의 유년 시절. 여전히 찾지 못해 절절히 그리운 이… 엄마. 고비고비 숨이 찬 탓에 멋대로 돌았고, 함부로 슬펐다. 이만하면 예쁜 얼굴에 아직 피부도 생기로운데, 잔뜩 일그러지고, 자력으론 호흡도 해내질 못해 숨이 넘어갈 듯한 여자가 거울 속에 있었다. 그래, 이 정도면 가엾게 여기기에 충분하다는 듯 나를 본다.

2011년 겨울, 고작 1년 버텨 놓고 이제 와 무슨 짓인가. 그땐 몰랐고 지금에서야 좀 부끄럽기도, 가엽기도 하다. 길을 가다 인도에 걸 터앉아 얼굴을 묻고 울었다. 눈을 질끈 감았다가 홉뜨기를 반복하는 꼴이 가관이었을 게 틀림없다. 제집 안방에서도 마음 놓고 못 하던 짓을 난데없이 왜 길바닥에서 하고 난린지.

"드디어 미쳤네."

상대는 뱉지 않았는데 나만 들리는 음성이 그랬다. 이름도 모르는 남자가, 어린아이가, 노인이. 나를 그리 봤다며 미쳐 날뛰어 울었다. 그 당시 나는 그냥 미친년이었다. 의학의 실패를 목도하고, 그것으로 가능한 병과 아닌 것을 구분하는 데 꽤 오랜 시간이 걸렸던 모양이다. 그리고 마음을 회복하는 노선의 마지막 경로가 결국 나의 선택에 있다는 것을 깨닫기까지. 어쩜, 강산이 변했다.

도무지 해결되지 않는 질문들을 무심하게 툭툭 던지는 일이 내게 필요했을 거다. 숨겨지지 않는 의구심과 애통함. 살아온 날들이 몹시 억울해서 돌아버릴 지경이었다면 맞는 표현일까. 나 이렇게 살아도 괜찮은 걸까.

죽으려던 나에게 들숨을 불어 넣어 준 인연들.

제아무리 깊게 패인 상처도 최초의 깊이를 지켜내진 못한다는 걸. 절대 낫지 않을 거라 책망해도 기필코 아무는 게 순리라며. 도무지 들어먹질 않는 나를 묵묵히 기다려 준 사람들.

이불을 동굴 삼아 우울을 잊으려고 뜨거운 여름에도 동면하듯 눈을 감고 잠만 청하던 나였다. 내 방식을 내가 안다. 차마 죽진 못해 잠들어 있는 방법으로 삶을 회피하고 있었다는 걸.

비영리단체인 '청춘상담소 좀 놀아본 언니들'을 설립해 지난 10년간 4만 4천여 명을 상담하며 자생의 길을 함께 모색해 준 칼럼니스트 장재열의 신간 《마이크로 리추얼》에는 '우울증 겪어 본 사람만 공감하는 글'에 관련된 내용이 있다. 어떤 우울증 환자가 약봉지를 뜯다가 안 뜯어지니, 이것이 바로 '살고 싶지 않다'라는 생각으로 이어졌다는 일화.

예상대로 댓글은 반반으로 나뉘었다. '그냥 가위를 가져오면 되지 않냐'라는 방법적 비난과 '정말 이 마음 알겠다'라는 절절한 공감으로 말이다. 겨우 약봉지 하나 뜯는 정도의 일에 누군가는 죽음을 상기시킬 만큼 절망을 경험한다. 내가 후자의 반응을 느꼈으리라는 예상은 어렵지 않을 것이다. 그간 쓰나미처럼 거듭 밀려오는 이별에 비자발적 고단함을 느끼고, 무수히 많은 실패의 연장선에서 아무리 애써도 쉬이 살아지지 않는 이유를 찾지 못한 사람이 나였다. 불가항력의 일상을 오래도록 살다 보면 참 별거 아닌 게 다 쓰라린 날이 꼭 있다. 그렇다고 내가 제법 평범하게 살아온 사람들에 비해 매 순간을 감사하지 않거나 우중충하게 살고 있지는 않다. 그것 참 다행 아닌가?

열두 살을 시작으로 숨 좀 고를라치면 거듭되는 무수한 작별, 때때마다 발휘한 안간힘이 바닥나자 그제야 내 인생을 내가 선택하며 살고 싶어졌다.

이제 나는 죽지 않으려고 몸을 움직인다. 그러려고 운동도 한다.

갑자기 홀연 떠날 이유 없어 좋고, 끝을 정해 두지 않아서 안심해도 좋을 일이 내게 운동이다. 재미만 있으면 지칠 때쯤 멈췄을 텐데 의미까지 있는 바람에 계속하기를 선택한다.

이 좋은걸.

기어이 사람 살리는 이것을.

하지 않을 이유가 없다. 나만 잘살 까닭도 없기에 이렇게 당신도 하라고 권한다.

🏋 우울증 해방을 위해

인생 조언

1. 인생 조언, 근거 있어?

우울감이요? 코로나 팬데믹만이 원인은 아니에요. 그간 외면했던 많은 정신 장애를 수면 위로 드러낼 수 있도록 구심점 역할을 감염병이 해냈다면 맞을까요?

세계보건기구(WHO)에 따르면 2019년을 기준으로 전 세계 인구 여덟 명 중 한 명이 정신 장애를 경험하고, 44퍼센트인 두 명 중 한 명이 평생을 걸쳐 한 번 이상의 정신 장애를 겪는다고 해요. 그럼에도 불구하고 우울증은 감기와 달리 취급받는 '특별한' 또는 '별난' 병으로 치부해 적절한 치료를 받지 못하고 있는 게 현실입니다.

근력운동이 정신건강을 개선하는 작용이 있다는 과학적 연구들도 기억해 주세요. 사우스오스트레일리아대학 연구진이 그간 발표된 임상연구들을 분석한 결과, 운동은 약물이나 상담보다 우울증 개선에 최고 1.5배 더 효과가 좋다는 사실을 〈영국 스포츠 의학저널〉에 발표했거든요. 운동을 통해 특히 더 큰 효과를 본 정신 장애가 우울증이었다는 것도 주목할 만하죠.

물론 정신과 문을 두드리고 당당하게 들어서는 게 먼저고요.

2. 치유 호르몬, 마이오카인이 뭐예요?

마이오카인? 이게 뭐길래 치유의 효과가 있다는 걸까요? 행복 호르몬이라고도 불리는 세로토닌은 많이 들어보셨죠? 운동으로 분비되는 대표적 호르몬이기도 해요. 그런데 그간 일반인들에게 많이 노출되지 못했던 마이오카인이라는 호르몬이 있어요.

제니퍼 헤이스의 《운동의 뇌과학》에 따르면 운동 자체만으로도 소염 효과가 있다고 하는데요. 운동을 하면 근육은 마이오카인이라는 특수한 물질을 분비합니다. 이 녀석이 기특하게도 운동 후 신체에 일어난 염증을 청소해 주는 역할을 하거든요. 심장병, 이형 당뇨, 류마티스 관절염 등 만성 염증성 질환을 앓는 이들에게 긍정적 변화를 가져다주니까, 몸이 염증을 스스로 제거하면 일상의 스트레스로부터 받는 악영향도 줄어들게 되지요.

축구선수 기성용과 스켈레톤 올림픽 금메달리스트 윤성빈 선수의 근지구력 훈련지도자로 유명한 홍정기 교수님은 마이오카인을 '희망 분자'라고 표현했어요. 〈네이처〉지를 통해 보고된 근육 호르몬인 마이오카인은요, 혈액을 통해 온몸을 돌며 우리 뇌로 전달되어 기분을 좋게 만들고 우울감을 감소하는 역할을 하고요. 인슐린 저항성을 개선하여 혈당을 낮추는 효과도 큰데, 암세포가 자라는 데 필요한 에너지원까지 없애 대사 항암제로도 활용된다니 운동하지 않을 이유 있나요? 근육이 탄탄한 이들이 그렇지 않은 사람보다 더 활기 있고 행복하게 생활할 가능성이 크다는 데 이론의 여지가 없다고 봐요.

3. 마이오카인을 만능 호르몬이라 칭찬하는 이유는?

강남세브란스병원 내분비내과 안철우 교수님은 《근육에서 나오는 만능 호르몬, 마이오카인》에서 육체와 정신을 관장하는 지배자이자 실세는 호르몬이라고 일컬었습니다. 우리 몸은 숙주에 불과할 뿐, 실제적인 주인은 호르몬이라고 말이죠. 마이오카인은 근육에서 생성되어 혈액으로 분비되는 모든 물질을 지칭하므로 아이리신을 포함한 600종이 넘는 수많은 물질을 끊임없이 만들고 분비하거든요.

이 아이리신은 우리 몸의 신진대사를 조절하여 백색지방을 갈색지방으로 바꾸어 주는데, 갈색지방의 경우 에너지 소모를 통해 체온을 유지하므로 체중 증가를 막는 효과도 있어요. 지방분해와 지방산 연소도 늘려 체지방을 줄이죠. 이외에도 근육, 지방, 심장, 췌장, 뼈, 뇌와 신경, 간 등 다양한 조직에 긍정적인 영향을 미쳐 만성질환을 예방하고 개선합니다. 아이리신이 근육에서 유래된 물질인 만큼 규칙적인 운동은 현명한 처방일 수밖에요.

4. 그렇다면 마이오카인 분비에 효과적인 운동법이 있나요?

운동을 통해 분비되는 호르몬이라는 설명이 조금 막막하다면 마이오카인 분비를 촉진시키기 위해 투자 대비 효율 높은 운동법을 소개해 드릴게요. 고강도 인터벌 운동 한 번쯤 들어보셨을 거예요. 쉽게 말해 맥박이 빨라지며 숨이 찰 정도의 유산소 운동과 천천히 쉬면서 움직이는 운동을 반복하는 방식이요. 가장 흔하고 접근성도 좋지요.

제 경우에는 근력운동 후, 숨이 가빠 턱에 차오를 정도인 10~11km/hr 속도로 1분에서 1분 30초 정도 뛰다가 3~4km/hr로 속도를 낮추어 1~2분 정도를 걸어요. 호흡이 조금 안정되고 나면 다시 속도를 올려 뛰고요. 러닝이 가능하지 않은 집에서는 스마트 워치로 최대 심박수를 체크하며 점프 스쿼트를 40초~1분 정도 한 후 가볍게 제자리걸음으로 1분간 호흡을 찾습니다. 이걸 10~15분 정도만 반복해도 땀이 꽤 날 거예요.

이런 고강도 인터벌 운동은 근육세포의 마이오카인 호르몬 분비를 자극하고, 결과적으로 대사 유연성을 원활하게 돕습니다. 인슐린 저항성 개선에도 도움을 주고요. 다만 너무 고령이거나 당뇨 또는 심혈관 질환이 있는 환자들은 주의가 필요합니다.

3장

근육이
답입니다

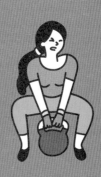

01
다이어트조차도
답은 근육이니까요

"어쩜 그렇게 먹고도 살이 안 쪄?"

어떻게? 그렇게.

부사가 찰떡이다.

'그렇게'에 해당하는 거라면 범위도 다양하다. 믿기지 않겠지만 '토할 때까지'가 그중 하나. 솔직히 남들의 활용과는 많이 다르다. 과식 내지 폭식에 비유되는 부사로 역할하는 게 아닌, 실제 너무 먹어 구토하니까. 최대한 참아 보다 일을 저지르고는 아래로 나와도 될까 말까 한 것이 위로 나온 데 대한 배신감이 말도 못 하다. 이래저래 아까워 한숨이 나오지만 이놈의 식탐을 이겨 낼 재간이 없다. 채워지지 않는 허기가 있어 왔다. 쭈욱. 10대 초반부터 시작된 내적 공허함 탓인지 그 후 줄곧 그리 살았다.

"오~ 최 쌤, 보기보다 엄청 잘 먹는다."

"오늘 메뉴, 자기가 골랐구나?"

"에고, 많이 배고팠나 봐."

아직 속도를 내기 전이니 '엄청'이라고 말씀하시면 곤란하고, 메뉴가 뭔지는 내게 그렇게 안 중요하며, 방금 전까지 입에 간식 물고 일하다 왔으니 배가 고픈 상태는 아닌지라…. 드릴 말씀은 많지만 잠시 고개를 들어 웃어 보이면 뒷수습은 주로 지인들이 해 주니까 패스.

"쟤? 쟨 좀 식탐이 있지"로 시작해, 관계가 깊어졌다 싶으면 "얘? 어후, 말도 마. 토할 때까지 먹는 애야!"라고 나를 소개하는 지인이 하나둘 는다. 오고 가는 대화 속 나의 그것을 굳이 말로 표현하지 않아도 어렵지 않게 파악하는 측근들.

하나, 말수가 확연히 줄어든다.

둘, 하나라도 더 집어 먹고자 손과 입이 바빠진다.

셋은 말해 뭐해. 이때만큼은 소외되어도 괜찮다.

마음이 급해지기 시작하면 신체 부위 중 오로지 '상체'만이 의사소통 도구로 역할한다. 식사 시간엔 주로 그렇다. 혹시 낯가리냐 물으신다면? 사실 나는 친밀함의 대명사인 〈5벤저스: 같은 학년 단톡방〉에서조차 '부장님은 어쩜 문자만으로도 이렇게 수다스럽냐'며 빈축을 사는 편이다. 급기야 하루 5회로 대화 횟수 제한 명령까지

받은 여자가 여기 있다. 쫓겨나지 않은 게 어딘가. 들어는 봤나? 엔터enter병? 하고 싶은 말은 많은데 마음만 앞서는 중년이라, 단어 단위로 엔터를 하도 쳐대서 참여자들로 하여금 대화의 핵심을 종종 잃게 만드는 VIP. 상대로 하여금 스크롤의 수고를 유발하고, '우리 무슨 얘기하던 중이었지?'라며 주제를 흐려 놓아 구성원들을 난감하게 만드는 '폭주 랩의 주범', 뭐 그런 병을 앓고 산다.

솔직한 이들의 표현이 그렇다. 인정과 사과가 제법 빠른 편인 나는 메시지 제한 명령을 겸허히 받아들이고 견디기 일쑤다. 그럼에도 불구하고 6회 차 찬스를 쓰지 않을 수 없는 순간이 오면 그땐 어떻게? 눈물을 머금고 다음 날 횟수를 차감해 당겨 쓰기도 한다. 도박이라도 했다면 경제 감각 어두워 집안을 말아먹을 인물이 되지나 않았을까, 생각만 해도 아찔하다.

이처럼 평소엔 그토록 수다스럽다가도 음식량에 제한이 있거나, 한 그릇 음식의 개인 메뉴가 아닌 이상, 최대한 대화 주도권은 상대에게 넘긴다. 소극적 참여자로 돌변.

주로 고개를 리듬감 있게 끄덕이는 정도로 예를 다하는 편이다.

남편은 결혼 후 술이 거하게 취한 어느 날, 연애 때 그런 나를 좀 부끄러워했다고 고백했다. 멀쩡하게 생겨서 ('멀쩡', 적절한 단어인가 싶지만) 어딜 가든 주문한 음식이 나오기 전 주로 밑반찬, 심지어 그것이 열무김치 한 그릇일지언정 치열하게 먹는 모습이 낯설었다고

했다. 자주 찾던 즉석떡볶이 집에서 아직 육수가 끓어오를 기미가 보이지 않아도 이미 셀프바를 몇 번이고 기웃대며 본인에겐 '별것도 아닌' 단무지를 수차례 반복해 가져다 먹는 모습이 의아하고 다소 불편했다고 말이다.

"어머~ 이 집 단무지 맛있다."

내가 먼저 그에게 뱉은 말이라곤 주로 이 정도였다는데, 글쎄 난 기억에 없다.

식당에 가면 어째서 그토록 마음이 급해지는지 나는 알지 못한다. 솔직히 다 그런 줄 알았다. 직원분께서 각종 밑반찬을 마치 한 폭의 그림같이 깔아 주는 고깃집이나 한정식 집에라도 가는 날이면 음식점에 발을 들이기도 전에 이미 마음이 분주하다. 마치 동행한 이들이 나보다 한 점이라도 더 집어 잡수면 어쩌나 불안해하는 하이에나 마냥. 오직 깍두기에 물김치만 놓아 주는 닭갈비집, 순댓국집에 가서도 사정은 다르지 않다. 가끔은 나도 메인 메뉴가 등장하기 전까지는 고요한 몸가짐으로 상대와 간간이 눈도 마주쳐 가며 대화를 이끌고도 싶다. 아주 가끔은 말이다.

"어쩜 '그렇게' 먹고도 살이 안 쪄?" 사람들이 내게 가장 많이 던지는 단골 질문. 실제 살이 안 찌는 이유가 궁금해서라기보다는 매번 '그렇게'에 방점이 찍힌 질문일 테다. 말을 들어 먹을 사람이라면 그때부터 조언이랍시고 운동 잔소리가 시작되고, 운동할 수 없는 핑

계만 최선을 다해 늘어놓을 상대라면 함묵하는 편이다. 좀 더 생산적인 일에 집중하는 편이 나을 만큼, 그런 이들의 주관이란 몹시 뚜렷하니까.

나는 먹고 싶은 음식을 이왕이면 더 맛있게 먹기 위해 운동을 하는 사람이기도 하다. 그럼에도 남들이 보기에 살이 찌지 않는(정확한 표현은 아니지만) 이유라면 아마도 '운동'이지 싶다. 내 운동 목표가 살을 빼기 위한 목적과는 거리가 멀어서 되려 살이 안 찌는 거라면 온전한 답이 되리라. 미친 듯이 먹듯 운동도 '기꺼이' 하는 게 남들이 궁금해하는 비결이라면 아주 틀린 말은 아니다. 운동에 대한 기대. 여기에 그간 채우려야 채울 수 없었던 감정적 허기를 음식 이외의 것으로 채울 것에 대한 용기. 이 두 가지 덕분이랄까.

이쯤에서 차분히 생각해 보면 어떨까? 자신이 원하는 것이 무엇이기에 이 책을 집어 든 건지 말이다. 체지방 많고 근육량이 턱없이 부족해도 좋으니 그저 말라 보이기를 바라는 것인지. 체중계의 숫자를 줄이는 것 못지않게 이상적인 체형과 건강수명을 늘리는 방향을 원하는지. 만년 다이어터들조차 묻지도 따지지도 않고 그저 굶어 성공할 것을 기대하는 이는 없으리라. 다이어트 고문이 종료되고 죽는 날까지 굶고 살 수 있다면 막진 않겠지만 말이다. 역사상 물고문 외에 먹는 것으로 고문한다는 소리 못 들었지 않나? 인간에게 먹는다는 일이 뭔가? 먹인다는 일은 또 어떻고.

음식을 나누지 않는 놀부, 식솔을 굶긴다는 일, 음식을 빼앗아 먹는다는 것이 주로 '치사하고 야박한 일'로 비유되는 것만 보아도 알 수 있다. '먹는 일'이란 게 그렇지 않다. 배와 함께 마음마저 두둑해지는 것, 사람 사이 베풀 줄 아는 일, 한마디로 그저 좋은 일?

이왕이면 잘 먹자. 실속 있게 맛있게 먹자. 다만 지속 가능한 다이어트를 기대한다면, 덤으로 건강 체력까지 늘려 볼 요량이라면 근육운동을 놓치지 말란 소리다. 운동량은 늘리지 않고 식사량만 줄여서 체중 감량에 성공한 경우 필연적으로 만나게 될 요요는 온전히 내 몫이니까.

대개 식사량을 줄일 때 쉽게 하는 저탄수화물 식단의 경우, 뇌에 탄수화물을 공급해 줄 목적으로 근육을 분해하게 된다. 지방의 경우 분해가 되어도 포도당을 얻을 수 없지만, 단백질을 분해하면 가능하기에 그렇다. 근력운동 없이 식사량만 줄이게 되면 근감소는 각오해야 한다는 의미다. 특히 마흔 즈음이라면 'Be careful!' (서른 즈음에는? 나도 몰랐다. 노래만 흥얼댔을 뿐) 근육량이 늘수록 체지방 분해가 수월한데 반해, 근육 감소로 인해 지방이 더 많이 축적되는 경우가 우리가 흔히 알고 있는 요요 현상이라는 점을 잊지 말자. 요요를 경험하고도 다이어터들의 관심이 유산소 운동에만 머문다면 이 역시 곤란하다. 물론 체중계의 숫자만 줄이고자 한다면 모를까, 이상적인 체형을 원한다면 근력운동과 함께 가야 맞다. 교사로서 적절치 못한 단어지만 편애하면 좋겠다. 뭘? 근육 말이다. 내 몸에 붙는 근육을 살뜰히 챙겨 준 후, 유산소든 식이조절이든 병행하면 어느새 '그렇게 먹고도 살이 안 찌는' 신비를 경험하게 될지도.

인생 조언 체지방 배출을 위해

....

1. 일론 머스크 다이어트 주사, 맞으시겠어요?

2024년 10월, 드디어 올 게 왔군요. 전국 병·의원마다 일론 머스크 다이어트 주사 위고비 물량 확보를 위해 전쟁이라네요. 한때 주문 사이트가 다운되기까지 하며 품절 대란 조짐이 보인다는 소식까지. 위고비는 테슬라 최고경영자 일론 머스크 등 유명 인사들의 투약으로 입소문을 탔습니다. 엄연히 고도비만 환자용 약물로 미용 목적이 아닌 비만 치료에 활용되어야 하지요. 우리 뇌에 가짜 포만감을 느끼도록 유도해 체중을 줄여 주고, 기존 비만 치료제 대비 10퍼센트 이상 체중 감량 효과까지 있다고 하니 귀가 솔깃해질 거예요. 아무래도 정상 체중이거나 대사이상을 동반하지 않은 단순 과체중인 사람들까지 미용을 목적으로 사용할 염려도 크고요.

경제적 능력이 되면 맞는 거야 본인 선택이지 싶겠지만, 부작용도 만만치 않습니다. 구토, 두통, 변비, 설사 정도야 감내할지 몰라도, 연구 결과 약을 중단하는 경우 서서히 체중이 증가하는 요요현상은 위고비의 경우도 마찬가지였습니다. 대부분의 다이어트 치료제가 그러하듯 담석증이나 췌장염까지 수반될 수 있고요. 요요를 원하지 않는다면 매달 90만~100만 원을 지불하면서까지 약물 오남용에 동참할 필요는 없지 않을까요? 신약이라 아직까진 롱텀 부작용이 어떨지도 알 수 없는 상황이니, 객관적으로 안전한 방법으로 유익한 다이어트를 하는 편을 추천합니다.

2. 근력이랑 다이어트가 뭔 상관?

다이어트를 위해서라면 수영, 러닝, 사이클 등 유산소 운동을 해야 맞고, 근력을 키우려면 덤벨 운동, 벤치프레스, 스쿼트 정도는 해야 한다고 여기는 분들이 생각보다 많습니다. 트래드밀 위에서 인내심 있게 달리고 걷기를 하며 보기 싫은 지방을 태우고야 말겠다 다짐하다가도 금세 지치고 흥미를 잃는 경험. 저만 해 본 건 아닐 테고요. 비교적 지루하지만 다른 선택지가 없다고 단정하면 운동할 맛, 도무지 안 납니다. 사실 살 빼는 운동이 따로 있는 건 아닌데도 말이에요. 유산소 운동은 지방 사용 비율이 높을 뿐, 되려 총에너지 소비량은 근력 운동보다 낮아요.

근력운동을 통해 근육이 커지면 분명 다이어트에 도움이 되고요. 근육이 보기 흉하게 커지고 이러다 몸매를 망치면 어쩌나 하는 마음은 기우예요. 같은 무게의 지방과 비교해 근육의 부피는 18퍼센트 적은데 반해, 칼로리 소모량은 다섯 배 더 높기 때문에 체지방이 늘어나는 것을 오히려 막아 주거든요. 당연히 우리 몸을 날씬하게 유지하는 데 도움을 줍니다. 근육량이 늘면 뚱뚱해질 것이라는 오해 때문에 웨이트 트레이닝을 기피하는 여성들은 지방에 비해 근육 밀도가 훨씬 높다는 점을 간과해서 그래요. 같은 무게의 지방보다 부피가 적은 근육은 커질수록 체지방 분해에 도움이 되니까요.

똑같은 시간 동안 유산소 운동을 한 경우, 근육량이 많은 사람이 그렇지 못한 사람보다 더 많은 체지방을 분해합니다. 근력운동을 통해 근육량이 늘어나면 기초대사량도 함께 늘어 더 많은 칼로리를 소모하죠. 근육은 통상 1킬로그램당 하루 1킬로칼로리를 사용한답니다. 근육이 늘어나면 유산소 시 체지방이 분해되는 통로의 수가 늘어난다고 이해하면 좋습니다. 근력운동 초기에는 부족했던 근육이 늘면서 체중이 조금 늘어날 수 있으나 절대 숫자에 동요하지 마세요.

장기적으로 본다면 늘어난 근육이 우리 몸의 지방을 더 효율적으로 제거하는 매개 역할을 해내니 다이어터들에게 근력운동은 선택이 아닌 필수라 하겠지요. 근육량, 허리둘레, 체지방률은 체중만으로는 파악할 수 없는 부분입니다. 장시간의 단독 유산소 운동으로 체중은 줄

었는데 체지방이 많고 근력이라고는 찾아볼 수 없는 마른 비만으로 건강수명이 유지될지 진지하게 고민해 봐야 합니다.

3. 이제 이렇게 움직이시죠

무턱대고 고정된 루틴을 강요하지는 않겠습니다. 먼저, 자신의 운동 목표를 바로 세우세요.

① 근육은 1도 관심 없고 빠르게 체중만 줄이고 싶은 나: 식이조절을 병행한 유산소 운동이 효과적입니다.

② 근 비대가 목적인 나: 당연히 웨이트 트레이닝을 단독으로 수행하세요. 단백질 보충은 기본이고요.

③ 체지방률과 체지방량을 줄이며 날씬한 몸매를 '유지'하고 싶은 나: 유산소 운동과 웨이트 트레이닝과 같은 저항운동을 병행하는 게 효과적입니다. 짧고 굵게 하는 웨이트 트레이닝의 경우 운동 후에도 근육 회복을 위해 계속해서 칼로리를 소모합니다.

4. 근력운동 말고도 드릴 말씀이 있어요

체중 감량으로 살을 뺐다고 마냥 좋아만 할 수가 없어요. 숫자가 줄어들었다는 것, 무엇이 감소된 건지는 알고 가셔야 해요. 등산 가려고 이것저것 필요하다고 생각한 짐을 챙겼어요. 그런데 생각보다 가방이 너무 무거운 거예요. 그래서 몇 가지 덜어 두고 가뿐하게 발걸음을 옮깁니다. 거의 정상에 도착해 갈증은 심해지고 머리도 핑핑 도는 것이 내 몸에서 에너지를 원하더라는 거죠. 가방을 열었더니 웬걸? 수건이며 보조 배터리, 정상 인증샷을 위한 셀카봉 등 제법 다양하게 준비되어 있는데 생수와 바나나를 빼놓고 온 거예요. 저런.

체중 감량으로 여러분이 덜어낸 것이 모두 체지방은 아니라는 점이 중요해요. 우리가 체중을 줄이고자 할 때는 근육을 잃는 것을 최대한 피해야 유익하거든요. 가방 두둑이 근육은 가만 넣어 두시고, 내장지방을 비롯한 덜 유용한 것 위주로 덜어 내면 좋겠어요. 근육량과 근력은요. 건강은 물론 장수와도 상관관계가 있답니다. 저칼로리 식단으로 체중을 감량한 경우, 단백질 섭취를 늘려서 근육 손실을 줄여야 해요. 실제로 지방은 제거하면서 근육을 잃지 않도록 돕는 거죠.

기초대사량 개념으로 좀 더 설명해 드리자면요. 기초대사량은 달리

운동하지 않는 일상에서도 하루에 저절로 소모되는 에너지를 말해요. A와 B가 똑같이 운동하더라도 기초대사량이 높은 사람이 상대적으로 살이 덜 찌게 된답니다. 주목할 점은 최근 연구에서 밝혀진 바에 따르면 자신에게 필요한 근육량보다 500그램씩 더해질 때마다 근육은 100킬로칼로리의 에너지를 더 많이 소모한다고 해요. 근육량을 늘리는 것만으로도 기초대사량이 높아진다는 의미니까 근테크 하셔야죠.

02
움직임이 우리에게
베푸는 선행

"이다음에 커서 뭐가 되고 싶어?"

어릴 적 나를 비롯해 많은 사람에게 과제처럼 주어지던 질문. 익숙한 어른은 물론 낯선 이에게조차 너무도 쉽게 듣고 자란 질문 아닐까? 성장을 유한한 과정으로 여긴다는 점에서 이것만큼 쓸데없는 질문이 또 어딨냐는 미셸 오바마의 주장에 전적으로 동의한다.

부모 교육 강의를 나갈 때면 종종 누군가의 엄마이거나 아빠, 때로는 조부모인 청자에게 내가 잊지 않고 건네는 질문이 하나 있다.

"자신의 양육 최종 목표를 진지하게 고민해 본 경험이 진짜 있습니까? 있다면 그것은 무엇인가요?"

종료 시점을 확정할 재간이 없는 게 양육 맞다. 하루하루 헤어질 용기를 장착하고, 종국에는 '잘' 독립할 수 있도록 돕고 있는지. 아이를 떠나보내지 못해 오로지 부모만 전전긍긍하고 있지는 않은지 묻고 싶다. 아이를 키우는 일에 있어서 평생을 차마 마침표 찍지 못해 불안하고 괴로워 안달인 부모가 생각보다 많다. 양육 목표보다 선행해야 마땅한 것을 놓치지 말자. 부모의 삶 이전에 '나'의 삶.

내 삶의 방향성과 자녀의 그것 사이에 분명한 경계를 짓는 데 우리는 서툴다. 방향키를 본인에게 쥐어 주는 부모 용기는 생각보다 일찌감치 필요한데 도통 용기가 나지 않는다. 어쩌면 아이와 나를 동일시하는 데서 오는 한국 부모들 특유의 '체면 보상'에 기인한 불안 아닐까?

부모란 아이에게 유의미한 타자라는 점에는 이견이 없겠지만 대체인력 또한 분명 아니다. 지지와 격려의 여지를 남겨 두고 자녀 삶의 테두리 안쪽이 아닌 바깥쪽에 가뿐하게 물러나 설 수 있으려면 무엇을 해야 할지가 아니라, 무엇을 하지 않으면 나을지를 고민하면 좋겠다. 여기에 앞서 말한 부모 본인 삶의 방향성을 어디에 두면 좋을지를 우선순위에 두자는 것이다. 나의 경우 도리스 메르틴의 저서 《아비투스》에서 말하는 자본 중에서 신체 자본을 갖추기로 했다. 그중에서도 온전한 몸 말이다. 온전하기가 여간 어려운 게 아니란 걸 누구보다 절절히 경험했으니 말이다.

"나 아무래도 뼈가 잘못된 거 같아. 기침할 때마다 정말 숨이 안

쉬어질 만큼 아파. 진짜 부러졌나 봐, 뼈."

머리만 대면 잠들어서 웬만한 소리에는 미동도 없는 편이라, 수면 시 죽었나 싶더라는 소리를 듣고 살아온 인물이 나인데. 2주가 넘도록 극한 통증에 수시로 깼다. 새벽 2시 30분. 지금 병원에 가지 않으면 정말 시체로 발견될까 두려워 남편을 깨웠다.

"뼈 말이야. 나 아무래도 뼈 부러졌나 봐. 숨을 못 쉬겠어."

"걱정하지 마. 뼈 부러지면 너처럼 못 서 있어."

잠꼬대는 아닌 거 같고 망설임 없는 단호함이 왠지 믿음직하다. 아! 골절은 아닌 갑다. 경험자와 피경험자의 차이인가? 역시 사람이 박식해. 뼈 부러지면 못 서 있는군. 진통제를 삼키고 옆구리, 등, 가슴 곳곳에 붙어 있던 파스를 떼어 내고 새것으로 효능 좋게 다시 붙였다.

그렇게 며칠을 더 버티며 기립을 유지했건만.

내과, 한의원, 정형외과 엑스레이와 초음파도 남편의 정확한 진단과 동일한 나머지 확신하며 버텼다. 결국 더 서 있지 못하고 수업하다 말고 주저앉아 울었다. 나만 믿고 따르는 열두 살 귀요미들을 스물여섯이나 의자에 앉혀 두고 나만 홀로 철퍼덕 바닥에 주저앉은 거다. 결국 수업 중 휠체어와 들것, 구급차에 차례로 몸을 맡긴 담임은 응급실로. CT 촬영이 끝나고 한참 만에 담당의를 만났다.

"명백한 골절입니다. 부러진 지 꽤 된 듯한데요. 아예 어긋나 버려서 위험했네요."

덜덜덜. 휴대전화를 집어 든다.

'충전맨_내 동아줄'

15년간 한결같이 저장된 이름을 '이 인간'으로 바꿀 것을 결심하며 통화버튼을 누른다.

"여보, 골절 맞다네."

(…) (잠시 침묵 후 다시 당당함)

"오! 용하다. 그 의사."

갈비뼈 골절과 폐결절 진단을 받고 통증과 호흡곤란 증상으로 한 달을 본의 아닌 병상 생활을 하며 마음까지 피폐해졌다. 내가 이럴 줄 알았지.

폐결절을 우습게 지나쳤다가 한두 해 후 폐암 진단을 받고 빠르게 전이되어 정확히 3개월 살다 간 아빠 생각을 안 할 수가 없었다. 출근도 못 하고 병상에 누워 있자니, 악몽 같던 시간이 영락없이 회상된다.

나의 20대, 애도에 서툴러 오래도록 소란했던 시간.

구구절절 감사하거나 호기로울 이유란 없었다. 그럭저럭 남들처럼 딱히 특별할 것 없는 평범한 하루를 보냈다. 어느 날 전화 한 통으로 살날을 3개월 남짓 남겨 둔 암 환자의 딸이 되었고, 자고 일어나니 실종자의 가족이 되어 있었다. 그 시절 나를 일컫는 표현이 그랬다. 어제와 오늘이 간단히 바뀌는 일상이 내 몫이었다. 20대 삶은 그렇게 나를 겸손해지도록 했고, 낙심시켰는가 하면 매번 목이 메게 했고, 종종 그 모두를 동시에 겪도록 했다. 병마와 싸우는 일이 내 것이 아님에도 절절하게 내 것이 되는 삶. 그럼에도 기도나 원망 외엔 달리 할 수 있는 일이 없어 무력했던 걸로 나는 기억한다. 호흡으로 따지면 골절과 폐결절이 동시에 내 몫이 된 현재보다 곱절은 더 숨을 고르는 일이 쉽지 않아 곤란했던 날들.

"마음의 그늘을 드리웠던 부모의 투병과 나의 간병을 대물림하지 않기로 했다."

신체와 정신건강이 어떠한 방식으로 나 개인의 삶과 부모 역할에 기저 근력이 되는지를 증명하고 싶었는지도 모른다. 몸이 건강한 부모이자, 그 덕에 마음도 건강한 부모. 이것이 바로 내가 내 자녀에게 물려주기로 한 유산이자, 미래지향적 환경인 셈이다. 그 시절 내 부모의 나이가 나도 되고 나니 이제야 숨고르지 못했던 시간을 적절한 호흡으로 반추해 본다.

건강한 삶을 기대한다. 나는 내가 단단하면 정말 좋겠다. 몸 다음으로 마음이, 건강한 이기가 다정한 이타를 불러오듯 건강한 몸이 탄탄한 정신을 가져다 준다고 나는 믿으니까.

마음이 강했던 아버지였지만 몸이 부서지니 마음의 형태를 알아볼 수 없는 지경을 그저 가만 목도할 수밖에 없어 아팠다. 몸이 먼저일지도 모른다는 가정에 이제야 농도 깊은 확신이 선다.

적어도 두 딸이 결혼하겠다고 하면 그 자리에 단정한 모습으로 마주 앉아 축하할 수 있는 부모가 되기로 했다. 나의 부모가 채 못 누리고 떠난 자리. 보통의 사람들에겐 상류에서 시작된 계곡물이 흘러 하류에 닿는 것만큼이나 지극히 자연스러운 경험. 혹시라도 내 아이들도 나처럼 엄마가 되고자 한다면 나 역시 남들처럼 할머니가 되어 보겠다. 딸들에게도 내게도 새로운 직함이 생긴 것을 마음 담아 축하해 주고도 싶다.

나의 부모님이 누리지 못한, 그래서 나도 받아 보지 못한 축하를 이왕이면 건네기로 했다. 온전한 몸과 정신을 내 것으로 삼겠다. 그러려면 건강한 부모가 나는 되겠다. 가족들은 물론 나 자신에게도 '큰 짐' 말고 '큰 힘'이 될 것이다.

운동의 경제적 효과를 누리기 위해

1. 간병 파산이라는 말 들어보셨나요?

간병 파산. 가족 구성원 중 누군가를 간병하다 보면 수술비와 간병비로 가정경제 파산도 불가피하다는 의미에서 회자되는 표현입니다. 간병 파산의 경험자 여기 있네요. 정확히 15년 전 아버지의 암 투병과 하루아침에 맞이한 어머니의 부재가 빚어 낸 결과물로 간병 인력을 고용하지 않을 수 없었고요. 맏아들을 앞서 보낸 할머니의 10년 가까운 침상 생활로 남은 가족들의 경제적·정신적 파산을 막기란 어려웠습니다. 가족의 간단한 수술 정도라면 염치불문, 직장에 양해를 구해 짧은 휴가로 감당해 보겠지만 장기간의 투병이 예고되는 경우라면 이야기가 달라지죠. 휴직이 보장되고 추후 돌아갈 나의 자리가 보장된 직종이라면 사정은 좀 낫고요. 직장을 관두거나 돌봄 인력을 찾거나. 선택지란 주로 이 두 가지로 좁혀집니다.

치매 또는 거동이 불가능한 와상 환자라면 만만치 않은 비용은 각오해야겠죠. 간병비와 관련된 보험상품 가입자의 경우 간병인 일당을 실비 지급받거나 인력 제공이 될 테지만요. 이 또한 기간이 한정되고 본인이 보장 대상 질환에 해당하는지 확인부터 필요합니다.

노인성 질환의 경우 2008년부터 시행된 노인장기요양 보험제도 중

방문 요양 서비스, 주·야간 보호소, 요양원 장기 위탁 등의 도움을 받을 수도 있습니다. 물론 매달 상대적으로 적지만 비용 지불이 필요하고요. 이 역시 거동이 불편하다는 소견을 받는 게 전제조건이고, 65세 이상이 아닌 경우는 보장 조건이 더 까다롭다고 하네요. 요양시설의 경우 월 300만 원 이상의 돌봄 비용을 100만 원대로 절약해 볼 수도 있으나 간병 인력 1명이 2~5명까지의 환자를 동시에 케어하는 만큼 서비스의 범위나 만족도는 낮을 가능성도 염두에 두어야 할 겁니다.

이 모든 부담을 떠나 몸이 아파 누군가에게 도움을 받아야만 일상을 겨우 연명하는 삶의 질은 건강수명을 누리는 삶과는 거리가 멀죠. 상당한 비용 부담을 지우며 병상에 누워 남은 생을 유지하는 노년기를 최소화하려면 그 어떠한 것도 건강보다 우선순위로 삼아서는 곤란해요. 이루고자 하는 여타의 성과 못지않게 몸 챙길 시간을 확보하는 혜안을 갖추면 좋겠어요.

2. 근력운동의 경제적 효과, 와닿지 않는 이유?

기후경제학자인 서울대 홍종호 교수의 《기후위기 부의 대전환》이라는 책을 읽다가 충격적인 설문 결과를 접했어요. 우리 국민에게 기후변화 이슈는 1년 이내에 해결해야 할 단기 과제 우선순위에서 꼴찌를 면하지 못하고 있다네요. 기후변화는 30년 후를 바라봤을 때 미래 세대에게는 꽤 중요한 문제일지 모르지만, 지금 여기를 살고 있는 나에게는 그보다 훨씬 중요한 문제들이 많다는 심리적 기제로 이해했습니다. 2014년에 출간한 《기후변화의 심리학》을 쓴 영국의 기후 운동 전문가 조지 마셜은 노벨 경제학상 수상자인 대니얼 카너먼을 인터뷰했는데요. 인류가 기후변화 문제에 위기의식을 갖지 못하는 이유를 확인하고 나니 사람들이 운동의 경제 효과를 체감하지 못하는 이유와 닮은 꼴이구나 싶더라고요. 추상적이라 가시화되어 있지 않은 문제이니 현저성이 부족하다는 거죠. 추후 발생할 상당한 손해의 정도가 다소 불확실해 비용이나 시간 투자를 감수하자는 제안에 고개를 가로젓게 된다는 게 그 이유입니다.

반드시 소를 잃고 나서야 망치를 집어 드는 게 순리는 아니잖아요. 유진목 작가의 소설 《디스옥타비아》 주인공이 저를 대신해 말합니다. "나는 먼 훗날 내가 사무치게 그리워할 인생의 한가운데를 지나는 중이다." 그리워질 거예요. 진짜로요, 건강했던 날들이. 도움 없이 걷는 날들이요.

03

초딩에겐 '알'보다
'닭'이 먼저입니다

나무가 이따, 곧 죽어도 '이따'구나. '있다'라고 쓰는 날도 오겠지.

아직도 글씨를 쓴다기보단, 보고 그리느라 분주한 민경(가명)이의 알림장에 도장을 찍어 주다가 티 나게 놀랐다. 최대한 자연스럽게 미소를 지어 보였어야 했는데. 알림장 한 번, 아이 얼굴 한 번을 너무 대놓고 넘나들며 놀랐던 모양이다.

"제가 쓴 거 맞아요, 선생님. 오늘 급식 닭볶음탕이에요. 저 매워도 잘 먹어요, 이거."

네가 매운 걸 잘 먹는다는 사실에 놀라지 못해 미안하다, 민경아.

한결같이 '있다'의 쌍시옷이 버거운 민경이에게 달걀보다 닭이 먼저일 줄이야. 분명 닭볶음탕이었다. 느닷없이 '복음'을 전하거나, 재료를 '보끔한 탕'이 결코 아니었다. 정확히 지지고 '볶음'한 메뉴임을 이토록 가뿐히 체득했던 말인가? 우리 민경이가? 감격해서 살짝 눈시울이 붉어진 건 아닌지 목소리를 가다듬고 그제야 미소를 건넸다.

"아! 선생님도 닭볶음탕 완전 좋아해. 이야~ 우리 민경이, 어려운 글자도 진짜 야무지게 썼다."

어찌 엄지척을 날려 주지 않을 수 있나. 내 너에게 쌍 따봉을 하사하련다.

간만에 쏟아진 찬사에 몹시 감격할 줄 알았건만, 아이 표정은 '뭐 이런 걸 가지고?' 쯤이다. 그날의 충격과 오해는 그 후 아이들이 알아서 풀어줬다. 아홉 살의 위력이라기보다는 여느 책의 제목처럼 '어린이라는 세계'가 그러함을 내가 잠시 잊고 지냈나 보다. 그렇지! 어린이라면 그래야지.

"선생님, 우리 그냥 급식표로 받아쓰기 하면 안 될까요, 네? 그럼, 저 맨날 백 점 맞을 수 있어요. 윤후(가명)도 평소엔 3개 겨우 맞는데 주말마다 저한테 문자 보내 줘요. 쟤 급식 메뉴 완전 잘 써요."

그날로 우리 반은 국어 교과서 받아쓰기와는 별개로 매주 수요일 급식표 받아쓰기를 봤다. 요일도 아이들이 정했다. 수요일은 그들에게 '특식 나오는 날'로 명명되는, 이른바 잔반 없는 날이니까. 급식 메뉴 받아쓰기도 그날 봐야 한다는 게 아이들의 논리다.

누가 시키지 않아도 쉬는 시간 내내 식단표 앞에서 떠날 줄 모르는 아홉 살 꼬마들.

어른들도 헷갈리기 쉬운 맞춤법을 잘도 지켜가며 메뉴 이름을 기똥 차게 외운다. 앎과 삶이 연결되는 공부란 건 이런 걸 두고 하는 말인가? 먹는 일이란 게 그렇다. 아이에게도 어른에게도. 다를 바 없이 귀한 일.

그 이듬해 내겐 또 한 번의 깨달음이 있었다. 먹는 것에 진심인 것은 비단 저학년에게만 해당하는 건 아니라는 사실.

선생님, 안녕하세요.
우리 준현(가명)이가 밥상머리 앞에서 투쟁하듯 묵언 수행하고,
반항적인 걸 보니 (눈물 표시)
이 녀석, 드디어 사춘기가 왔나 봅니다. 제가 워킹맘이라 요즘 걱정이 많아요. 선생님께서 잘 좀 지켜봐 주세요.

오~ 새 학기 첫날부터 이런 메모, 반갑기도 하고, 홀로 마음앓이 하셨을 어머님 마음이 전해져 짠하기도 했다. 담임 마음도 절로 동한다.

읽을 책이 없는 아이가 스물일곱 중 스물인데도, 그 아이들 손에 쥐여 줄 추천 책을 30권이나 미리 준비해 둔 스스로를 대견해하던 아침. 준현(가명)이에게 박완서의 《이 세상에 태어나길 참 잘했다》

라는 책을 건네주었다. 어머니 쪽지에 담임 의도를 실어 본다. 갸우
뚱~ 하는 아이에게 선택권을 줄까 싶어 물었다.

"다른 거 할래? 혹시 내키지 않으면 준현이가 직접 골라 봐" 하고
세상 따스하게 웃어 보였더니 아이도 따라 웃는다. 후유~

"선생님, 혹시… 교회 다녀요?"

뭐지, 이 분위기는? 갑자기?

"아니, 선생님은 교회 안 다녀. 근데 그건 왜?"

아이가 다시 웃는다. 1년 전 우리 반 민경이가 전하지 않은 (닭)복
음을 혹시 지금 이 아이가 전하려나?

"저는 다니거든요~."

오호라, 아무래도 전도의 몸짓인 게 맞구나 싶어 아이가 멋쩍지
않도록 최대한 잔잔하게 묻는다.

"아~ 그렇구나. 교회 가면 어떤 점이 제일 좋아, 준현이는?"

에둘러 아이 몫으로 답변을 넘겨 보았다. 아이들이 건네는 난처
한 질문에는 제자리에서 멀리 뛰는 심정으로 최대한 순발력을 발휘
해 보자. 샤샤삭.

"음, 제일 좋은 건요! 밥이 너~무 맛있다는 거? 집밥은 영 입맛에
안 맞는데 말이죠. 우리 교회는 용인 최고의 맛집이랍니다."

아이고, 어머니이~~~.

우리 준현이 사춘기 아니네요. 아쉽지만 밥상 앞 투쟁? 그거 다

이유가 있었네요. 다행인 거죠?

그날로 내겐 과제가 하나 생겼다. 준현 어머님께 어떻게 답장을 드릴까? 상담 때까지 기다려, 말아? 때로는 학생의 마음을 보듬듯 학부모의 그것에도 돌을 던지지 않는 지혜가 요구되는 직업이 바로 교사니까. 요리 솜씨를 문제 삼지는 않되, 최대한 유연함을 갖춘 상담이 진행되었다. 만약의 상황에 대비코자 센스 있는 준현이에겐 '같은 요똥이 어미'로서 어찌할 도리가 없는 손맛의 부재, 그리고 사춘기 자녀에 대한 어머니의 염려를 충분히 설명해 두는 걸로 일단락 지었다. 이 상황을 어떻게 하면 재치 있고 현명하게 대처할까 한동안 머리를 쥐어뜯다가 훈훈하게 종료된 상담 전화 후 마치 그간 앓던 체기가 내려앉듯 개운해졌다.

이날만큼은 아빠 몫으로 넘겨 버리던 둘째 아이 잠자리 독서에 한몫 제대로 하고자 오랜만에 아이를 무릎에 앉혔다. 요리를 못 하면 다정하기라도.

> "…아무튼 정말 잘됐어. 기분이 좋아서 안 먹어도 배가 부르네."
> 그러자 깜냥이 뭐라는 줄 알아?
> "음, 저는 먹어야 배가 부를 것 같은데요. 마저 먹어도 될까요?"
> "호호, 그래. 기분 좋은 소식도 들었으니 맛있게 먹자."

언제 곁에 왔는지 첫째까지 합류했다. 평소라면 고양이가 되었다가 사람이 되었다가를 넘나드는 엄마의 목소리 변조를 간지러워할 나이라 관심도 없을 큰아이의 동공이 커진다. 아이들이 약속이나 한 듯 동시에 폭소한다. 느닷없다. 도대체 어느 대목이 이 자매를 동시에 떼굴떼굴 구르도록 한 건지 의아해서 홀로 다시 묵독한다. 어디지?

급기야 배까지 아픈 모양인데. 그저 피식 웃고 말질 못하고. 이 녀석들 도대체 무슨 내용에 복통까지 호소하고들 있는 건지.

"안 웃겨요. 엄만? 여기요. 이거이거 애, 깜냥~."

첫째 아이가 재우쳐 묻는다. 웃지 않는 엄마를 도무지 이해할 수 없다는 눈치다.

> **"음, 저는 먹어야 배가 부를 것 같은데요. 마저 먹어도 될까요?"**

아이의 설명에 의하면 문제의 대목은 여기라는데.

과연 작가도 이런 반응을 기대한 걸까? 돌연 궁금해졌다. 그렇다면 내가 이상한 건가? 웃지 못해 홀로 찝찝해진 나. 영 이 상황이 마뜩잖다. 결국 이날의 잠자리 독서는 '문제를 능치는 솜씨가 대단한 우리 엄마' 정도의 결론을 내고 나만 외롭게 마무리되었다.

자녀들이 잘 먹는 모습을 바라보며 '많이 먹어. 엄만 보기만 해도 배부르네' 하는 말이 순 거짓말이라는 것을 나도 안다. 먹는 게 아니라 그냥 보는 건데 왜? 그럴 순 없다. 도무지 이해가 안 되지만 남들이 많이들 하니까 나도 한번 뱉어 본 적? 기억에 없다. 딸들의 폭소보다는 이 세상에 없는 캐릭터지만 깜냥의 표현이 독자들의 공감을 불러일으키기에 적격이라 생각한다. 배는 먹어야 부르지. 그럼 그럼.

민경이의 경우도, 준현이의 마음도, 심지어 어린이 책임에도 어린이에겐 생경했을 고양이 깜냥의 진솔함 또한 모두 내 것과 같다. 먹는 일에 대한 기본 예의 또는 온전한 감정이랄까? 진심은 언제나 통하게 마련이니까.

먹는 일에 진심인 우리를 위해

1. 더 돈 들여 건강 해치는 지름길이 있답니다

첫 아이를 키우며 많이 울었어요. 먹이는 일 때문에요. 젖병 거부로 지속된 15개월간의 모유 수유 내내 젖은 차고 넘쳐도 도통 먹는 일엔 관심이 없는 아이였고, 정성껏 대령하는 이유식은 매번 버리기 위해 만드는 모양새였습니다. 허탈감에 오래도록 괴로웠죠.

워낙 입이 짧은 아이라 뭐라도 먹어만 주면 빚을 져서라도 사다 바칠 기세였는데, 그중 하나 얻어걸린 음식이 바로 살치살이었습니다. 고소하기론 말도 못 하고 비싸기도 그렇죠. 육아휴직 둘째 해엔 무급이 되어 버려 허덕이면서도 살치살 사 나르기에 바빴습니다. 이제 와 후회가 돼요. 한국인들이 기꺼이 돈을 더 지불하고도 가치를 되묻지 않는 것들이 몇 있는데요. 그중 하나가 바로 켜켜이 지방이 끼어 있는 한우입니다. 투 플러스 1등급 한우라면 극진히 대접하려는 상대에게 화려하게 단장까지 해서 명절 선물로 대령하는 게 우리입니다. 저라고 다르지 않았어요.

살치살을 비롯한 기름 성분이 많은 육류는 맛은 좋을지 모르지만, 건강에는 무척 해롭습니다. 오히려 지방이 적은 3등급이나 2등급 육류가 값은 저렴한 반면 건강엔 나은 셈이죠. 돼지고기라고 다르지 않고요. 한국인들이 목살보다 삼겹살을 선호하는 이유가 지방층의 고소함 때문이잖아요. 한때는 심지어 미세먼지가 심한 날 폐 건강을 이유로 일부러 챙겨 먹는다는 지인도 봤을 정도예요. 근거 없는 건강 비법 아니겠습니까. 그 지방층에 무엇이 들어 있겠어요. 사람 몸에 지방이 쌓이는 원인 말이에요. 바로 몸에 염증이 생기거나 해독해 내지 못하는 유해한 물질이 채 배출되지 못할 때 지방층에 쌓아 두는 거거든요. 동물들도 마찬가집니다.

이 점에서 맛을 위한 섭취를 줄이고 최대한 지방을 제거하고 육류 섭취를 하도록 노력하는 편이 좋아요. 가공육은 더 이상 말이 필요 없을 지경이고요. 돼지고기를 먹는다면 앞다리나 뒷다릿살 정도를 찌거나 삶아 먹는 요리법이 낫습니다. 직화구이로 굽거나 심지어 불 향을 입힌답시고 살며시 태워 먹는 건 염증 고기에 발암물질까지 발라 먹는, 가장 피해야 할 요리법이겠죠. 우리 아이 수능에서는 1등급 받기를 기대하더라도 고기는 3등급으로 삶아 줍시다.

2. 밥, 국, 반찬을 챙겨 주는 아침이 아니어도 정말 괜찮은 이유

고깃집이나 아이들이 좋아하는 낙지를 먹으러 가면 아이들 아빠는

빼놓지 않고 누룽지로 입가심을 하지만, 아이들은 누룽지에는 눈길 한번 안 줍니다. 아침밥을 꼬박꼬박 챙겨 주다가 도통 입맛이 없다기에 한동안 매일 같이 누룽지를 챙겨 준 게 화근이었던 모양입니다. 밥, 국, 반찬을 갖춘 식사를 대령하지 않으면 큰일 나는 줄 알고 아이를 키웠는데 건강 공부를 하다 보니 큰일은 나지 않겠더라고요.

달리 간헐적 단식을 챙겨서 하거나 시도해 본 적도 없지만 '먹는 일을 건너뛴다는 것'이 어떠한 의미인지 이제 압니다. 우리 몸의 해독 기관인 간에게 쉬어 갈 시간을 주는 거거든요. 우리가 먹는 음식은 혈액으로 흡수되면 모두 간으로 한 번 모이죠. 이 대사가 너무 많이 또는 적게 이루어질 때 우리 몸에 문제가 생깁니다. 술이 간을 괴롭히는 일 말고도, 과도한 에너지가 간에 가득 차 마이너스가 되는 일이 현대인의 일상에 생각보다 많아요. 그러다 보니 한 끼 정도 패스하는 일이 되레 건강에 보탬이 되기도 합니다. 쓰임 받고 남은 에너지들이나 혈당을 올리고도 감당하지 못한 잉여 에너지들이 간에 모였다가 지방으로 바뀌게 되지요.

밥, 빵, 면이 주가 되는 식사의 반복은 간에 지속적으로 부담을 주고, 더욱이 사이사이 챙겨 먹는 간식까지 더하면 어른은 물론 아이들의 간도 쉴 틈이 없습니다. 비타민, 무기질, 섬유질이 풍부한 채소, 소량의 과일을 기본으로 삼고, 아이들의 뇌 활동을 위한 탄수화물을 챙겨 주고 싶다면 잡곡밥 내지 통밀빵 정도로도 충분해요. 알레르기가 없다면 달걀을 챙겨 주어도 되겠지요.

아침을 가볍게 챙겨 준다고 해서 엄마의 사랑이 가벼울 리는 없으니까요. 물론 성장기 아이들에게는 고깃국에 흰쌀밥도 유의미하지만 반드시 쌀밥과 국, 다채로운 반찬을 갖춘 거한 아침상이 아니어도 아이들의 건강에 절대 해롭지 않다는 말씀을 꼭 드리고 싶었어요.

3. 초코우유 대신 과일주스를 쥐여 주면 좋은 엄마?

오십보백보입니다. 드릴 말씀이 없네요. 사실 아이들 키우며 제가 그랬거든요. 남들 모두 뽀통령 음료수로 아이 달랠 때 사랑을 듬뿍 담는 답시고 오렌지 주스를 쥐여 주고, 사과즙이 함유된 음료를 선택하며 잠시나마 죄책감에서 해방되기도 했으니까요. 액상과당. 당장 냉장고 문을 열고 꼼꼼히 살펴보면 상상 이상의 다수 제품에 포함되어 있는 첨가물이에요. 건강하려고 마시는 음료들에 대부분 기본값으로 포함되어 있죠. 자연 유래, 친환경, 천연 등의 꾸밈말은 쓰임의 폭이 정말 넓습니다.

다만 우리가 잘 모르고 먹다 보면 수시로 노출될 수밖에 없을 만큼 우리 주변에 정말 많은 제품의 속사정이 그렇습니다. 건강에 무척이나 해로운 과당이나 고과당 콘 시럽이 포함되어 있는데도 버젓이 안전하고 매력적인 이미지의 마케팅으로 포장되고 있으니까요. 중독성 높은 초가공식품을 아이, 어른 할 것 없이 무심코 즐기고 있지는 않은지 한 번쯤 관심 있게 점검해 보세요.

과자, 커피는 물론 건강음료라며 안심하던 유제품과 과일주스도 식재료 원가절감을 위한 꼼수가 가히 놀라울 지경입니다. 값도 싸고 맛도 좋은 가공식품들은 소비자로 하여금 혀의 쾌락을 선사하고, 외식, 식품 사업 시장경쟁을 부추기다 보니 씁쓸한 결과에 치입니다. 옥수수나 밀은 죄가 없어도 옥수수 시럽과 흰 밀가루는 득보다는 실이 많다는 말이 틀리지 않네요. 내장지방 증가와 인슐린 저항성을 증가시키니까요. 이렇게 만들어진 지방세포들이 스트레스 호르몬과 각종 염증 물질까지 쏟아내니 "달달한 것 먹고 기분 풀어!"라는 격려는 애나 어른이나 받지도 주지도 않기로 해요.

4. 초가공식품이 도대체 왜요?

2023년 〈국제 식품연구Food Research International〉에 실린 내용입니다. 초가공식품이 정상 신진대사에 미치는 영향과 관련된 연구에 따르면, 초가공식품을 섭취하면 장내 미생물군에 부정적인 영향을 미쳐 신진대사가 불균형을 이룹니다. 사람의 신진대사는 음식을 에너지로 전환하기 위한 신체의 모든 작용을 포함하니 신진대사가 느려지면 불필요하게 체중이 늘어나 대사 효율을 떨어뜨리는 악순환이 계속됩니다. 최근 영국 런던대학, 케임브리지대학, 임페리얼 칼리지런던대학 공동 연구팀이 10여 년간 추적 관찰하여 얻은 '초가공식품 섭취량이 10퍼센트 늘어나면 당뇨 발병 위험이 17퍼센트나 높아진다'라는 분석도 주목해 볼 만해요. 식품 가공 정도와 당뇨병 발병 위험 간의 상관관계를 생각해 보면 덜 먹는 편이 건강에도 보탬이 되겠죠.

2024년에 출간된 정희원 저자의 신간 《저속노화 식사법》에 따르면 초가공식품은 식품에서 추출한 물질인 유지, 지방, 설탕, 전분, 단백질이나 식품 성분에서 파생된 것들인 수소화 지방, 변성전분 등을 말해요. 또는 식품 기반 물질이나 다른 유기물로부터 실험실에서 합성된 것들, 즉 향미증진제, 색소, 맛을 향상하기 위한 여러 첨가물로 전적으로 또는 대부분 만들어진 산업용 조제품을 의미합니다. 마트에서 구할 수 있는 대부분의 초가공식품인 과자, 쿠키, 초콜릿, 사탕, 탄산음료, 가당 주스, 소시지 등의 가공육, 냉동 피자나 파스타, 빵류, 시리얼, 시리얼 바 등이 모두 포함된다고 하니 아이들이 초가공식품의 늪에 살도록 어른들이 열심히 제조하고 많이 유통해 돈을 벌고 있다는 느낌을 지울 수가 없어 씁쓸해집니다.

04
다정함도 근력에서
나오는 거니까요

'아이를 키우며 엄마는 그 나이를 두 번 산다'라는 은유 작가의 말에 공감한다. 문장이 좋아 가만 머무르다 말고 나도 모르게 고개를 세차게 두어 번 흔들고는 이 문장을 고쳐 썼다.

'엄마를 보며 여자(어른)의 미래를 아이 또한 미리 살아 본다'라고.

자의든 타의든 아이들의 기쁨과 풍요가 우선순위가 되고야 마는 일상을 엄마들은 산다. 각도를 달리하면, 오로지 '내 몸, 나의 건강'에 방점이 찍힌 삶은 어떤가? 누군가의 아내이거나 엄마이기만 한 줄 알았던 '역할 중심 일상'에 명민한 통찰을 가져다준다.

함부로 깊이를 측정당하고, 상대가 누구건 빗대어 평가받아도 좋을 것으로 규정되는 단골 메뉴가 '모성' 아닐까? 일반화하기야 어렵겠지만 아이들의 건강과 성취는 자주 엄마 '탓'이 되는 데 반해, 엄마의 '덕'이 되는 일은 적다는 게 내 생각이다.

보람이라도 느껴 보자 싶어 치열하게 덤벼들면 통제와 간섭이라 손가락질하고, 느슨한 시선으로 한발 물러서는 용기란 대개 방치로 치부되는 게 양육이다. 억울해 죽겠다.

사춘기를 혹독하게 겪으며 세상 구석구석 삐딱하게 바라보다 얼떨결에 어른이 되었고, 자라는 내내 부모의 부재를 번갈아 겪느라 '어느 정도'쯤 되어야 부모가 되어도 괜찮은지 알지 못한 채 엄마가 되었다. 그래서인지 양육자가 된 기쁨보다 매번 길을 잃고 멈춰 있는 순간이 많았고, 찬찬히 둘러보고 어느 길로 가는 게 나을지 '나의 선택'을 하는 현명함보다는 이리저리 헤매느라 감정과 시간을 소모했었다.

아이를 품에 안고도 외롭기 바빴던 지난날을 뜬금없이 고백한다. 남의 속도 모르고 안부 대신 '어미로서의 당위'만 쏟아놓고 돌아가는 사람들의 방문에 몸을 숨기기도 여러 차례. 아이는 엄마 혼자 낳았고, 엄마 혼자 기르냐며 사춘기 시절 못지않은 삐딱한 멘털을 공고히 했다. 하루하루 몸으로는 '엄마 노릇'이란 걸 하나둘 수행해 가면서도, 마음만은 온통 외도를 일삼았다. 사람들이 쉽게 흘리고 돌아서는 모성 강요에 닫힌 마음을 방패 삼아 겨우 살던 시절.

너 나 할 것 없이 양육 전문가이자 심리상담가인 듯 대면, 비대면으로 뱉어만 두고 간 문장을 주워 담지 못해 울었다. 아이를 위해 마땅히 행복해야 하는 엄마가 감히 울고 있구나. '엄마가 행복해야 아이가 행복하다'라는 말에 구역감을 느낀 게 사실이지만 꼬리표처럼 들러붙는 죄책감 역시 떨쳐낼 줄 몰랐다. 이 논리라면 호르몬에 잠식당한 '나약한 어미(그들 기준)'들의 자녀가 잘 자라지 못하는 까닭이라면 한결같이 엄마 탓으로 귀결되어야 맞다.

괴롭고 외롭기까지 한 산모들은 어느 시점, 어떠한 상황에서건 죄의식을 운명인 양 품고 살아야 한다. 이건 뭐 엄마의 노고를 격려하기는커녕 힘들다는 말조차 '배부른 소리'가 되고야 마는 불편한 자리. 남들의 이죽거림에 소란했을 과거의 나에게, 그리고 여전히 현재 진행형인 누군가에게 말해 주고 싶다. 괜찮지 않아도 괜찮다고.

둘째 아이가 생후 8개월 만에 첫 수술을 치른 뒤, 나는 아이 눈을 바라볼 때면 단단해져야 했다. 어쩌다 거울 속 나와 눈이 마주칠 때면 눈앞에 안개가 피어오를지언정.

한동안 자식 앞만 제외하고는 자식 이야기를 건지지 못했다. 가까운 사람들조차 어미의 괴로움에 공감하기보다 나약함을 원망했다. 인간이 느끼는 아픔이란 그 크기나 깊이를 측정당하지 않아야 맞다. 모성 역시 어떠한 빈축도 사지 말고, 함부로 비판과 평가를 건네지 않아야 한다는 게 내 생각이다. 당사자의 일이고, 개개인의 감정이니까.

"내가 보기에 윤미는…."

"내가 보기에 저 집은…."

"내가 보기에 그 아이는…."

그녀의 일이고, 저 집의 사정이고, 그 아이의 것인데 어째서 '내가 보는가?' 상대의 것을 굳이 남인 내가 보며 말을 보태는 사람치고 위로나 격려가 되는 이 못 봤다. 유익하지도 객관적이지도 못한 말투성이였다.

남의 것을 함부로 재단하고 조언이랍시고 구하지도 않은 충고까지 늘어놓는 타인의 말에는 뺨이라도 한 대 거하게 얻어맞은 듯 억울하고 환장할 노릇이다. 그 입 좀 다물라고 후련하게 치받았더라면 울화가 좀 풀렸을까?

고려시대 유독 쉼 없이 거듭 치고 들어오는 북방 민족들 마냥 회복할 기회를 마음대로 앗아가는 타인들로 하여금 외롭고 고단했다. 이쯤이면 내가 얼마나 많은 부담과 부당함에 절절히 젖어 살았던 초보 엄마였는지 짐작하리라.

그럼 그렇지! 그런 나조차도 서점가에서 집어 든 책들이 저렇구나 싶어 쓸쓸하게 웃는다. 나 지금 우리 집 책장 스캔 중. 아이고, 집어 들지 않을 수가 없었구나. 너도.

첫 아이가 일곱 살 되던 해, 인터넷 서점의 '강력추천' 도서라는 이유로 집어 든 대개의 책들은 '부모'도 아닌 '엄마'의 책임을 묻곤 했다. 내 해석이 그랬다. 태초부터 어미들은 다방면으로 내공을 갖춰야 하고, 아이의 '학업 성취' 역시 상당 부분 엄마의 역량이며, 감정은 물론 말공부도 게을리 해서는 곤란하다는 메시지를 나는 받았다.

당장 거실 대형 책장까지 나가 보지 않아도(안 갈란다) 안방 작은 책장, 고작 두어 칸만 둘러보았는데도 낙심을 이끈 자극제들이 가득하다. 자발적 소비를 인정하지만. 오늘따라 유독 전에는 전혀 거슬리지 않던 '엄마'라는 단어에 눈을 흡뜬다. 이 세상 엄마들의 억울한 누명에 '대한 엄마 만세'를 외치는 이 시점에 내돈내산 책들의 제목하고는…. (이제 저도 그만 사럽니다.)

태초부터 엄마라 하면 응당 해야 할 몫이라도 정해져 있는 걸까? 한 여자이고 개인이라 용인해 주어도 좋을 일들이 엄마라는 직함에는 해당 없는지 묻고 싶다.

퇴근 후 아이들에게 저녁을 챙겨 주고, 나에게는 근육을 챙겨 주러 집을 나선다. '엄마라는 사람(?)이 마주 앉아 아이들과 식사하면 좋으련만!'이라고 쓰인 표정을 남편이 건넨들 어쩌랴. 이렇게까지 해야 하냐는 자책이 밀려오는 날이면 '그럼! 이렇게까지 해야 한다'라고 스스로에게 화답해 주자. 친절함도 다정함도 죄다 체력에서 나온다는 말을 나는 믿으니까. 잠도 근력도 부족해지는 순간은 어김없이 예민함을 수반하고, 몸이 건강하지 못한 어미가 정신력 하나로 버티며 쓰러지는 그 순간까지 정성과 사랑을 베풀리라는 기대는 넣어 두자! 집어치우고.

아침 일찍 일어난 아이들이 맨 처음 마주하는 엄마의 모습이 글을 읽거나 쓰는 모습이 될 수 있도록 피곤한 날이면 연기라도 하는 게 나다. 책 좀 읽어라~ 잔소리하는 에너지를 쓰는 것보다 백배 천배 간단한 일이니까. 그 덕에 다행히 '그만 읽고 제발 좀 자라'는 잔소리는 웃으며 하는 복을 얻었다. 이렇게 미러링 효과란 대단하다. 이는 비단 독서에만 해당하는 건 아니라 운동에도 공을 들인다.

엄마이기 전에 한 여자로 살아갈 두 딸. 먼 훗날 가정을 꾸렸을 때 본인의 삶이 엄마의 삶으로 인해 뒷전이 되지 않기를. 자신의 건강과 여자의 삶을 관리하는 것에 죄의식을 느끼지 않고 부디 당당하기를 나는 바란다. 매일 저녁 시간을 쪼개어 땀을 내고 오는 엄마의 일상도 본인들의 것만큼 귀하고, 가족 중 누구의 것보다 우선되어도 좋다는 사실을 아는 여자로 성장하기를.

"어머니가 결코 가지지 못했던 것을 어떻게 나 자신에게 허용할 수 있어?"

《욕구들》에서 작가 캐럴라인 냅이 딸의 목소리로 묻듯이. 어린아이일지라도 '여자'의 것을, '엄마'의 것을 인정해도 좋다. 근력운동은 선택이라는 거짓말. 운동으로, 근력으로 탄탄해진 몸이 궁극적으로 단단한 자아와 긴밀하게 연결되는 경험을 많은 독자들도 만나게 되기를 바란다.

그래서 운동을 하고, 글을 쓴다.

그 덕에 나는 오늘도 한 스푼 더 다정해진다.

저질 체력, 비만 죄다 거부하기 위해

1. 비만이 만병의 근원이라고요?

열심히 운동하면요, 건강해지죠? 모르는 이 없습니다. 그렇다면 운동을 하면 왜 건강해지는데요? 무슨 단어부터 데려다 쓸까 저도 고민해요. "당연한 거 아냐?"라고 에둘러 화제를 돌리고도 싶고요. 운동을 하면 살이 빠지기 때문에 건강해진다는 답변을 많이 하는데요. 아주 틀린 말은 아니에요. 좀 더 정확히 말하면 지방이 빠져서 건강해진다고 하는 게 낫겠지요. 연세대 의과대학 혈관대사연구소 김유식 교수의 〈근육에서 나오는 만능 호르몬, 마이오카인〉에 따르면 1960년대부터 최근까지 1만여 개가 넘는 논문에서 지방을 빼면 수많은 병리적 원인의 개선으로 건강해질 수 있다고 보고 되었다네요. 이 점에서 비만을 일컬어 만병의 근원이라고 말해도 억울하기 어렵겠죠. 사실 조금 억울한 면이 있긴 해요. 다음 2번을 보면 이해가 되실 거예요.

2. 저질 체력보다 비만이 낫다니요?

우리에게 혼란을 줄 수 있지만 팩트를 좀 전해 드릴게요. 단순히 비만한 사람이 건강하지 않다는 인식은 버려야겠습니다. 무슨 말이냐고요? 캘리포니아주립대학 의과대 칼란타르 자데 교수가 BMI가 높을

수록 사망 위험률이 감소한다는 논문을 발표하면서 '비만의 역설'이라는 개념을 소개합니다. 의아하시죠? 비단 이 연구에서만 비만의 역설이 관찰된 것이 아니고요. 2013년 미국 질병통제예방센터의 대규모 임상 연구에서도 정상 체중인에 비해 과체중인 사람의 사망 위험률이 더 낮았다고 해요. 이쯤 되면 운동 의지를 접어 두고 소파에 몸을 눕히고 싶어지는 건 아닌지.

사실 이러한 연구들이 시사하는 바는요. 건강해지기 위해 우리가 먼저 생각해야 할 것은 '살'로 대변되는 체중보다는 체력에 방점이 찍혀 있다는 거예요. '과체중이거나 약간 뚱뚱한 사람'이라 해도 체력이 좋으면 '저질 체력의 날씬한 사람'보다 훨씬 건강수명이 길다는 것입니다. 운동을 규칙적으로 하는 사람들이 대체로 건강수명이 긴 이유는 만병의 근원이라던 비만을 해결해 주어서가 아니라 운동 자극에 대해 내 몸에서 다양한 생리적 · 기능적 변화가 일어나 결과적으로 체력을 갖추게 되어서라고 해요. 비만하더라도 규칙적으로 운동하는 사람이 비만하지 않은 게으른 사람보다 훨씬 건강하다고 하니 부디 '살'로 운동 효과를 판단하지 말길 바랍니다.

3. 그럼에도 '비만' 포함, 예방하면 좋을 그것, 뭘까요?

비만하지 않은 저질 체력보다는 뚱뚱한 게 낫다더니, 그럼에도라 뇨. 앞서 말씀드린 비만의 역설은요. 어디까지나 대사이상을 동반하지 않은 수치상의 비만에 해당한다고 보면 됩니다. 규칙적으로 움직이는 생활 습관을 가진 경우라 개선의 여지가 보장되어 있고요. 그럼에도 불구하고 반드시 짚고 넘어가야 할 것이 바로 '대사증후군'입니다. 정상 체중이거나 저체중의 경우에도 동반될 수 있어 비단 비만 환자들에게만 강조할 수도 없답니다. 우리 모두에게 유효하죠. 비만이

[표 1] 대사증후군 기준표

구성 요소	비만 기준
복부비만	허리둘레 남성 ≥ 90cm, 여성 ≥ 85cm
상승된 혈압	≥ 130/85mmHg 또는 고혈압약을 복용하는 경우
상승된 혈당	≥ 100mg/dL 또는 혈당조절을 위해 약물투여 중인 상태
저하된 고밀도지질단백질 콜레스테롤 (HDL cholesterol)	남성 < 40mg/dL, 여성 < 50mg/dL 또는 고지질혈증약을 복용하는 경우
상승된 중성지방	≥ 150mg/dL 또는 고중성지질혈증을 치료하기 위해 약물투여 중인 상태

대사증후군의 주요 위험인자인 것 역시 부정하기 어렵고요.

　대사증후군은 단일한 병이 아닌 유전적 소인과 환경적 인자가 더해져 발생하는 포괄적 질병입니다. 혈압 상승, 고혈당, 혈중 지질 이상, 비만(특히 복부비만) 등 심뇌혈관질환 및 당뇨병의 위험을 높이는 위험인자가 겹쳐 있는 상태를 말하죠. 그렇다면 본인이 대사증후군인지 어떻게 진단하면 될까요? 질병관리청 국가건강정보포털을 참고하여 말씀드릴게요. [표 1]의 구성 요소 중 3가지 이상에 포함된다면 대사증후군으로 정의합니다.

4. 대사증후군 관리를 위한 생활 습관, 어떻게?

　대사증후군의 중요한 위험인자들 중 인슐린 저항성이라고 많이 들어보셨죠? 췌장에서 분비되는 인슐린은 주로 간, 근육, 지방조직에서 당이 세포에 흡수되도록 도와 혈당을 낮춰 줘요. 그런데 우리 신체가 이 인슐린에 대해 제대로 반응하지 못해 문제가 생긴 상태를 인슐린 저항성이라고 불러요. 인슐린이 분비되고 있는데도 근육과 간이 혈당을 이용하지 못해 고혈당이 유발되고, 이로 인해 당뇨병 전 단계 또는 당뇨병이 생깁니다. 높은 인슐린에 의해 체내 염분이 축적되어 고혈압이 생기기도 하고요. 인슐린이 증가하면 지방 축적을 유도하여 비만을 촉발하기도 하니 대사증후군을 누구나 나이 들면 맞이할 운명이라 받아들이면 곤란합니다. 인슐린 저항성 이외에도 비만, 스트레스, 신체 활동 감소 등이 대사증후군을 유발하는 요인이 되기도 해요.

여기서는 약물을 이용한 고혈압 치료, 이상지질혈증 치료, 혈당 상승 치료 등을 제외하고 적극적인 생활 습관 개선을 통해 우리가 지금 당장 실천해 볼 수 있는 내용만 담을게요.

[표 2] 대사증후군 관리를 위한 생활 습관 개선 목표

항목	세부 내용
체중	이상체중 유지 및 중심비만 예방 허리둘레 남성< 90cm, 여성< 85cm
흡연	금연
음주	남성< 2잔(20g)/일, 여성< 1잔(10g)/일
유산소 운동	중등도 강도 이상 주당 2.5~5시간 또는 고강도 운동 1~1.5시간
포화지방산	총 열량의 7% 이내로 제한, 불포화지방산으로 대체
콜레스테롤	하루 200mg 이하 섭취
나트륨 섭취	하루 5g 미만 섭취
고도 불포화지방산	등푸른생선과 같은 오메가-3 지방산 섭취 권장 (주 2~3회 정도)
채소, 과일	충분한 채소, 적절한 과일 섭취 권장 (매일 각 2~3접시)

05

얼굴에
기저귀 찬 엄마

"야! 네가 이효리는 아니잖아."

20대 초반부터 눈물 주름을 지녔다. 많이 울고 자라서 그런가 싶게, 눈웃음의 결과가 하필 눈꼬리 끝 가로 방향이 아니라 눈 밑 세로다. 주룩주룩.

중력을 거스를 수 없어, 세상만'물(water)'이 위에서 아래로 흐르듯 내 주름이 그렇다. 흔치 않게 보기 흉하지만 어쩌겠나 싶어 어떻게 좀 해 보라는 남들 타박엔 주로 가수 이효리의 것을 소환해 본다.

"가수 이효리 몰라? 섹시한데, 어디 섹시하기만 하냐? 인기의 절반은 그거 다 눈웃음 덕이야. 주름도 얼마나 자연스럽고 사랑스럽냐?"

괜한 짓 맞다. 막말도 그런 막말이 어딨냐는 듯 눈을 흘긴다. 얻다 대놓고 효리 언니를 감히 모시냐며 욕을 바가지로 먹기 일쑤니, 본전도 못 건진 셈. 야박한 것들!

탱글탱글한 피부를 자랑하는 지인들이 비장의 카드를 공개하듯 제 딴에는 선심 좀 쓰려는 모양인데, 어라? 나 몰래 공동구매라도 한 거? 이것들이 어쩜 입을 모아 강추 메시지를 날린다. 같이 늙어 가는 마당에 희한하게 자글자글한 몰골은 오직 나뿐인가. 세월이란 내게만 야속한 게 이상하다 싶더니, 나만 모른 거야?

화장품 덕에 피부 좋아진다는 말은 환상에 불과하다고 굳게 믿어 왔던 나도 이쯤이면 그 지푸라기 잡아야 쓰겠다. 갈비뼈까지 나가 병실에 누워 있는 신세도 서글픈데 병문안은 뭣 하러 와서 뼈 때리는 팩폭만 잔뜩 늘어놓고 가는 건지. 나머지 4번, 5번, 7번 늑골들까지 두 동강 날 참이다. 남은 갈비들을 보전하고자 신속하게 두 엄지를 놀려 기어이 '당일 발송' 판매처를 찾는다. 놀림은 받았을지언정 결제 완료. 갈비 덕에 시종일관 아낄 줄 모르던 운동 투자 비용이 본의 아니게 굳어 버렸으니 이걸 다행이라고 해도 될는지.

지금이야말로 오직 운동에만 쓰임 받고자 절대적으로 보전하던 비상금을 운용할 때! 큰맘 먹고 유명기업의 '레○놀'을 구입해 밤낮으로 얼굴에 도배해 댔다. 왠지 일주일만 써도 주름이 다림질될 듯한 이 직감~~. 뭐지?

뭘 해도 열심히 하는 편이다. 노력파랄까? 적극적이기야 말해 뭐

해. 나의 진심이 급기야 잔주름 구석구석 피부 속까지 가 닿은 건가. 2~3일쯤 되니 조금씩 없던 변화가 시작되었다. 야호!

어린 시절 목욕탕에 가면 아줌마들이 나에게 커서 세신이 되면 좋겠다고 했다. 힘이 좋아 남의 팔뚝이 시뻘개지도록 불린 때를 밀어 메밀면을 생산하던 추억도 돋는다. 어쩜 너란 여자 감성적이기까지. 나도 가끔 회상에 젖는 중년 여성의 섬세한 비유에 깜짝깜짝 놀란다니까. 고작 화장품 하나 바꿨을 뿐인데 묵은 각질 벗겨지듯 피부 곳곳 하얀 껍질이 조금씩 밀리는 게~ 이렇게 재생되며 돌연 피부미인으로 거듭나는 건 아닌지 살짝 설레기까지 하다. 어머! 나 예뻐지려 나 봐. 이래서 사람들이 좋은 거 쓰라고 하나 봐. 간혹 따끔따끔한 느낌도 나쁘지 않았다.

박차를 가하자. 물 들어올 때 노 저으라고. 그간 버림받아 온 나의 피부가 준비, 시작! 환골탈태를 준비하고 있나 본데 돈이야 있다가도 없고, 없다가도 있는 법. 남들은 주기적으로 피부과 시술도 받아가며 관리한다는데 이깟 화장품 하나 투자 못 하겠어? 아낌없이 퍼부으리라. 4일 차부터는 볼일을 보러 화장실에 들어서면 한 번, 양치질하고 나서 또 한 번, 어쩌다 거울을 마주할 때면 영락없이 덧바르며 자기 투자에 열을 올렸다. 어떤 연예인은 오직 눈에만 바를 아이크림도 얼굴 전체에 퍼 바르는 게 피부관리 비결이라지? 쳇! 기다려라, 피부 미인들아!

호기롭게 시작된 피부관리 노력이 빛을 발하나 싶더니 희한하게 하루 이틀 새 물만 닿아도 얼굴 전체가 화끈거리는 통증이 시작되었다. 이건 또 무슨 신호지? 쎄 하다. 얼굴 전체가 출혈을 동반한 찰과상 입은 것처럼 쓰리고 아프기 시작하더니, 5일 차 아침엔 급기야 온 얼굴이 붉게 타오르고 눈두덩이가 퉁퉁 붓기까지 했다. 뭘 잘못 먹은 것도 아니오. 달리 외상이 있었던 것도 아닌데, 이게 무슨 일인가 싶어 기억을 더듬어 봐도 그래 봐야 남들 다 입을 모아 효과를 칭송하던 값비싼 화장품? 나도 사서 남부럽지 않게 쳐 바른 것 말고는? 비포 & 애프터. 달리한 건 없단 말이다.

폐와 갈비뼈 통증만으로도 충분한데 느닷없는 피부 작열감을 참지 못해 한 번 울고, 녹색 창을 전전하다 말고 두 번 울었다. 페이지를 달리하며 줄줄이 사탕처럼 나열된 레○놀 부작용 및 주의 사항 글들을 보고 경악을 금치 못했다. 너무 친절해서 더 슬프잖아. 흑. 발행하는 글을 읽지도 않으면서 선 라이킷만 하고 슬쩍 발을 빼는 독자들을 도둑놈 취급하더니, 효능에만 꽂혀 사용법이나 주의 사항, 부작용을 확인할 생각은 꿈에도 못 한 소비자. 이 무식한 아줌마. 그야말로 자업자득이로구나.

- 며칠 간격을 두라뇨?
- 소량씩이라고? 뭐만큼? 좁쌀만큼.

• 이게 무슨 어린이집 등원도 아니고, 뭔 놈의 '적응 기간'까지 가지란 말이냐.
  1~2주 적응 후 격일이라니.

또 나만 모른 건가.

좋다고만 했다.

분명 나에게 꼭 필요한 화장품이랬다.

의외로 실행력이 강했던 게 화근이었던 거다. 오케이 사인이 떨어지고 나면 구매와 적용이 빠른 여잔데. 주 1~2회 소량 바르며, 지까짓 게 뭐라고 적응 기간까지 가지라는 까다로운 '그것'을 엄마야! 미쳤다고 아침, 저녁으로… 심지어 눈에 띌 때마다 한껏 미소를 날리며 수시로 발라댔으니. 게다가 좁쌀은커녕 무슨 협찬받는 연예인도 아닌 것이 못해도 100원 크기만큼 쭉쭉 짜서 자신 있게 처발쳐발댄 참사다. 에라이.

결국 휴일이라 피부과도 못 가는 상황, 통증을 견디질 못해 괴로워하는 나를 향해 경쾌하게 혀를 차던 남편이 현관문을 나섰다. 그가 약국에서 최선이라며 구해 온 연고, 다름 아닌 '비판텐.'

아이를 키워 본 부모라면 누구나 알 법한 그것, '급·만성 피부염을 위한 국민 연고'다. '기저귀 발진' 불편한 문구가 떡~하니 박혀 있어 마음은 무겁지만 어쩌랴. 급한 마음에 처 바르는 짓을 또 하는 수밖에. 엄마의 이상행동과 아빠가 구해 온 연고를 번갈아 가며 한참을 바라보던 둘째가 기름을 붓는다. 나름 목소리를 낮춰 귓속말이랍시고, 제 언니 귀에다 대고 '다 들리게' 묻는다. 저럴 거면 입은 뭣 하러 귀에 대며, 고사리 같은 손은 어쩜 저리도 야무지게 오므리는가.

"언니, 언니! 나 기저귀는 아는데 발진이 뭐야?"

언니답게 동생보다는 귓속말이 제법이다. 설마 발진의 뜻을 알려 줬을까? 엄마 열받았으니 조용히 있으라고 따끔하게 충고해 줬으리라 믿는다.

새로운 단어의 의미를 야무지게 알아듣고는 고개를 가열하게 주억인다. 자신 있게 이해를 뽐내는 둘째 덕에 얼굴에 오른 열이 마음으로 옮겨붙는다.

"아~ 엄마, 얼굴에 기저귀 차서 그렇게 된 거였구나? 아이고~~!"

국민 연고 비판텐은 일반적으로 아이들에겐 엉덩이에, 나에겐 온 얼굴에 쓰임 받았다. 구매 후기를 남기자면 그 어떤 진정제, 고가의 화장품보다 재생력이 남다름을 확인했다. 앞으론 이걸 쟁여 둘까, 잠시 상상만 해 본다.

다음 날 남편은 전쟁으로부터 나라를 구한 장군이라도 된 양 의기양양했다. 후시딘이나 하나 사 올까 하다가 자신의 빠른 판단력으로 기저귀 연고를 떠올렸다며 "많이 고맙냐"라고 물었다. 잘 안 들린다고 답했다.

반응이 만족스럽지 못했나. 한참을 연고 설명서까지 들여다본다.

> **효능, 효과:** 기저귀 발진, 찢긴 상처(수유기 중의 유두균열, 갈라짐 등)
> 급·만성 피부염, 습진, 욕창의 보조 치료
>
> **용법, 용량:** 상처를 청결히 한 후 환부(질환 부위)에 1일 1~수 회 바릅니다.

금세 다시 묻는다. '우리가 이렇게 대화가 풍요롭던 가정이었나.'

"새로 샀다던 화장품 말이야. 거기 설명서에도 하루에 수 회 발라도 된다고 써 있었나 봐?"

하… 이번엔 그냥, 못 들은 척했다.

두고두고 회자될 '자기 투자' 소동이 일단락되고 나니 국민 젖병, 국민 냄비, 국민 연고까지. 효자템으로 손색없는 국민 제품에게 감사가 샘솟는다. 영락없이 기.승.전.운동. 일단 운동으로 재테크하고 남는 돈으로 피부과 가련다. 비판텐이 그렇듯, 운동에 있어서도 '국민'을 앞세워도 좋을 것이 마침 있다. 꼭 하나 한다면 스쿼트가 그것이다. 잘 알고 보면 그 방법이든 효과든 절대 호락호락하지도, 얄지도 않은 운동이 스쿼트다. 무식하면 용감한 법, 그대들은 부디 나처럼 손쉽게 피부 미인 되려다 호되게 당하지 말 것이며, 좋다는 것은 주의 사항까지 꼼꼼하게 숙지해 가며 이왕이면 제대로 활용하자.

자, 그럼 스쿼트도 전문가에게 배워서 바른 자세로 하는 걸로!

인생에 꼭 하나, 스쿼트

1. 스쿼트를 국민 운동이라 말하는 이유?

사람마다 본인에게 잘 맞는 운동이 다를 수 있어요. 당연하죠. 그럼에도 불구하고 꼭 하나만 추천한다면 스쿼트로 할게요. 간편성은 물론이고 제대로만 익힌다면 운동 효율로도 단연 최고입니다. 무릎관절에 너무 큰 부하가 걸리도록 잘못된 자세를 취하지만 않는다면 발을 넓히는 범위나 엉덩이를 빼는 정도를 달리해서 다양하게 응용할 수도 있고요. 웨이트를 즐기는 분들은 중량을 더해도 됩니다. 스쿼트에 대한 자세한 내용은 다음 글을 참고하세요.

2. 레그프레스, 레그 익스텐션보다 스쿼트

피트니스센터를 둘러보면 남성, 여성 할 것 없이 중량을 높여 가며 레그프레스를 합니다. 저도 즐겨 했었고요. 웨이트 트레이닝을 배우던 초기엔 당장 유튜브 검색만 해 보더라도 머신의 중압감 덕인지 하체 기구 운동들은 왠지 모르게 운동 상급자들의 전유물처럼 느껴지더라고요. 그런데요. 우리가 운동센터에서 볼 수 있는 기구들은 상급자보다는 초보자 또는 오랜만에 운동을 나와 다시 적응기가 필요한 분들을 배려한 것들이라고 보는 게 맞아요. 뭐 그렇다고 상급자들에게 효과가 없다는 게 절대 아니죠. 중량을 달리하거나 각도, 운동법에 따라 다양한 응용이 가능하니까요.

기구의 각도나 길이를 조절하거나 휘청이는 몸을 지지하는 방식으로 운동 안정성을 높여 주고 올바른 자세를 유도할 수 있게끔 고안된 것들이라는 점에서 초보자분들이 정확히 잘 배우고, 개인 운동 시 찬찬히 접근해 볼 수 있다는 뜻이죠. 본인에게 적절한 중량을 선택한 후 레그프레스건, 레그 익스텐션이건 어떠한 기구라도 제대로 된 자세만 익혀 둔다면 어렵지 않게 따라올 수 있습니다. 대개 OKC^open kinetic chain 운동이라고 불려요. 몸의 근위부(코어, 중심부에 가까운 부분)인 엉덩이, 복부 등은 머신에 기대거나 움직임을 최소화하여 고정한 상태에서 중심에서 멀리 있는 원위부인 팔이나 다리만 움직이며 동작을 수행하면 됩니다.

그런데 스쿼트는 반대예요. 원위부인 발이 지면에 고정된 상태에서 그 외의 중심 전체가 큰 움직임을 만들어 내므로 제대로만 한다면 동작을 하는 내내 신경 써야 할 게 한두 가지가 아닐 겁니다. 복부가 놀도록 내버려 두어도 낭패 보고요. 복부 힘을 잡아가며 엉덩이는요? 수직으로 눌러 내릴 때 급한 마음 자제하고, 올라올 때도 마찬가지에요. 무릎 방향 유지하며 발바닥 전체의 힘으로 지면을 밀어내며 천천히 기립하고요. 다음 장에서도 말씀드리겠지만 스쿼트는 무릎을 펴는 운동이 아닌 고관절을 펴내며 동작을 해야 하므로 고관절이 펴지니까 무릎은 자연스레 따라 펴지듯 마지막에 엉덩이 근육을 조여 내며 마무리해야 맞습니다. 허벅지 앞뒤 대퇴사두근이며 햄스트링, 둔근까지 뭐하나 놓치지 않게 구석구석 신경 써야 효과적이죠.

그렇다 보니 여기저기 근육들이 수축과 이완을 함께하는 CKC^{close kinetic chain} 운동은 파워만 있다고 잘할 수 있는 게 아니에요. 힘도 써야 하지만 내 몸의 안정성도 신경 쓰고 밸런스도 잡아내야 하니 총체적 난국을 막아 보려면 두루두루 근육을 활용하면 좋겠지요. 결국 닫힌 사슬 운동에 해당하는 스쿼트와 런지 등의 운동은 시공간 제약없이 간편한 반면, 제대로 된 효과를 보려면 잘 익혀야 하는 운동입니다. 운동 효과 면에선 갑 맞고요.

3. 뱃살'만' 빼고 싶으시다고요?

운동에 있어서 지인들의 해갈을 돕고자 궁금증을 여쭈면 주로 '뱃살' 타파 내지 팔뚝 살 빼는 방법 등 신체 부위별 고민을 호소합니다.

안타깝게도 팔이나 어깨, 복근을 포함한 코어 근육들은 그 크기가 상대적으로 작아서 이것들 위주의 운동만으로 우리 몸이 균형 있게 단련되기란 어렵습니다. 상체가 타깃이라면 가슴(대흉근 포함)이나 등(광배근 등) 운동 시 팔, 어깨, 복근 등이 함께 쓰이도록 큰 근육 위주의 근력부터 차근차근 갖춰 가는 편이 낫고요.

부위별 운동을 한다고 해서 딱 그 부분의 체지방이 감량되는 드라마틱한 결과를 얻기는 힘들어요. 상체의 큰 근육(등, 가슴) 못지않게 체지방 감소에 보탬이 되는 하체 근육 운동이 효율 면에서는 더 탁월하긴 하고요. 다이어트가 절실한 분들이라면 말이죠. 스쿼트와 푸시업의 정확한 동작을 전문가에게 배워서 생활화할 수 있다면 체지방 감소와 근육량 증가에 좋습니다. 많이들 선호하는 플랭크의 경우는 체중이 너무 많이 나가거나 척추가 앞쪽으로 과하게 휘어진 심한 요추전만 체형인 경우는 추천하지 않고요. 혼자 운동하는 경우 잘못된 동작을 미처 인지하지 못하고 그저 '열심히', '꾸준히'만 한다면 정작 원하는 운동 효과는 보지 못하고 오히려 부상을 입는 경우도 많으니 초반에는 정확한 동작을 익히는 과정이 꼭 필요합니다.

4장

근육운동,
이렇게 하세요

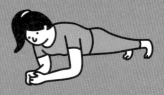

PART 1

코어 편

코어(core), 코어 하는데, 그게 뭐죠?

단련해야 할 이유가 한두 가지가 아니다. '아이고, 허리야'의 원인이기도 하니까. 복근이 약하면 허리 통증은 불가피하다. 허리랑 복부? 심오한 관계임을 오래도록 모르고 운동한 사람이 나다. 운동은 좋아하지만 운동회는 질색이었던 건 오직 뜀박질 탓이다. 다섯 명이 뛰면 어김없이 5등. 운 좋게 세 명이 뛰는 해에는 손등에 3등 도장을 받고는 뻔뻔하게 여느 때처럼 5인 1조의 결과물인 듯 가족들에게 자랑도 했다. 그게 뭐라고 손도 씻질 않았다. 좋아서.

달리기라면 꼴찌를 도맡아 하던 내가 선두를 노릴 방법이란 오직 스타팅! 어쩌다 주춤하는 친구들보다 초반 몇 초라도 앞서 나가면 심각한 오리 궁둥이로 뛰는 폼이 남달리 웃긴 탓에 본의 아닌 즐거움을 선사했다. 이놈의 계집애의 걸음걸이만이 문제는 아니었던 모양이다. 그 대가로 2등을 거머쥔 해가 있었으니 모두 엉덩이 덕이다.

코어를 단련하라더니 어째서 허리, 엉덩이 이야기를 하는가. 골반이 필요 이상으로 앞으로 기울어 엉덩이가 뒤쪽으로 빠져 허리까지 꺾인 체형을 일컫는 표현, 골반의 전방 경사. 과한 전방 경사의 참사를 짚어 가려는 의도다.

이 경우 뒤로 빠진 엉덩이로 인해 앞쪽 복부가 느슨하게 늘어나 존재감을 제대로 잃는다. 제 역할을 못 하는 건 기본. 복부가 축 늘어나 있는 사람의 경우 극단적인 요추전만 자세로 허리 통증이 가중될 수밖에 없다. '아이고, 허리야!'를 외치고 살지 않으려면 '코어!'를 외쳐 가며 복부를 단련하자. 엉덩이 단속으로 허리까지 보호하며 말이다. 중력으로 무너지는 내 몸을 곧게 세우고 척추 안정화를 도우려면 더 늦기 전에 코어를 지키자.

❶

플랭크

탄탄한 코어를 원할 땐, 플랭크

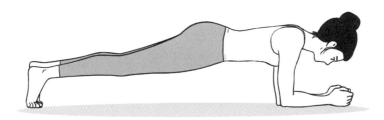

1 어깨와 팔꿈치가 동일한 수직 선상에 있도록 두고 매트에 엎드린다.

2 손은 깍지를 끼거나 자연스럽게 모아 두고 손날부터 팔꿈치까지 바닥을 밀어내듯 지지한 후, 한 발 한 발 길게 뻗어 까치발로 준비한다.

3 고개를 너무 바닥으로 떨구거나 치켜들지 않도록 시선을 바닥에 둔다.

4 중력에 저항하듯 복부를 척추 방향으로 수축하듯 당겨 내어 목, 척추, 골반, 무릎, 발목까지 일직선이 되도록 한다.

5 숨을 들이마시고 내쉬며 30초 정도 버틸 때 복부 힘을 끝까지 유지하며 허리가 꺾이지 않도록 동작을 한다.

- 상체 또는 하체, 어느 한쪽으로 체중이 쏠려 버티지 않도록 양발과 손목에 고르게 무게를 전달하고 몸 전체에 에너지를 유지한다.

- 버티는 시간에 너무 집착하다 보면 복압이 유지되지 않아 허리가 무너지므로 요추에 무리가 가지 않는 범위에서 운동한다.

- 동작을 하는 동안 코어 힘이 풀려 팔꿈치, 어깨로만 버티면, 날개뼈가 솟아올라 어깨와 목에 무리가 올 수 있으니 이 점에 유념하여 운동한다.

- 잘못된 자세로 억지로 버티려 하지 말고, 어깨가 아프거나 복부 힘이 자꾸 풀려 허리가 아픈 사람의 경우, 상체 높이를 조절해 의자나 탁자 위에 손을 지지할 수 있도록 기울기를 조절하고 동작을 한다.

- 엉덩이를 위로 치켜들게 되면 허리에 무리를 줄 수 있으므로 주의한다.

② 사이드 플랭크

코어는 물론 중둔근까지 챙겨 주는 사이드 플랭크

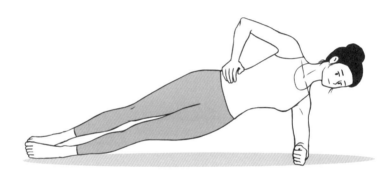

1 측면을 바라보고 매트에 기대어 다리를 길게 뻗는다.

2 옆으로 누웠을 때 바닥 쪽에 있는 팔꿈치를 접어 매트에 내려놓고, 어깨 밑에 팔꿈치
   가 수직이 되도록 팔 날을 지지한다.

3 천장에서 내려다봤을 때 머리부터 발끝까지 일직선이 되도록 양쪽 골반이 정면을
   바라볼 수 있게 한다.

4 지지한 팔과 발 날로 지면을 밀어내듯 복부 힘과 옆구리 힘까지 써서 올라온다.

5 10초, 20초, 30초씩 점진적으로 시간을 늘려 가며 반대쪽도 동일하게 실시한다.

챙기면 도움 될 꿀팁

• 스타팅 포지션을 잡을 때 엉덩이가 뒤로 빠지거나 반대로 배를 내밀지 않도록 내 몸이 곧고 바르게 정렬되게끔 자세를 취한다.

• 바닥을 지지하고 올라올 때 어깨가 따라 올라가거나, 아래쪽 옆구리 또는 엉덩이가 바닥으로 쳐지지 않게 주의한다.

• 머리와 목의 긴장을 최소화하고 완성 자세에서 정수리부터 발끝까지 곧은 통나무가 놓여 있듯이 전신에 골고루 힘을 전달하여 자세를 유지한다.

• 사이드 플랭크는 코어는 물론 팔, 다리, 엉덩이까지 몸 전체의 근육들이 골고루 쓰이는 운동으로 다소 어려운 동작이라 플랭크처럼 초보자의 경우 상체를 높이 세우거나 무릎을 구부려 충분한 선행연습을 한 후 도전해 보는 것을 권장한다.

③ 버드독

내 몸의 밸런스와 코어 근육을 함께 단련하는 버드독

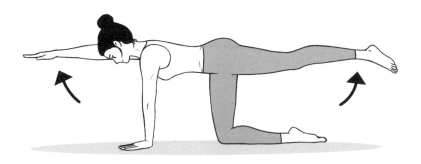

1 손바닥과 무릎을 대고 네 발 기기 자세를 만든다.

2 어깨 밑 수직 위치에 손목을 두고 무릎 역시 골반 아래에 수직으로 둔다.

3 팔꿈치는 너무 과신전되지 않도록 접히는 안쪽 부분이 서로 마주 볼 수 있게 한다.

4 시선은 바닥 멀리 두고 견갑골이 너무 튀어나오거나 굽은 등이 되지 않도록 최대한 등을 편평하게 만든다.

5 천천히 숨을 들이마시며 오른팔과 왼다리를 바닥과 평행하도록 반대 방향으로 길게 뻗는다.

6 숨을 내쉬며 제자리로 돌아올 때도 끝까지 집중하여 천천히 균형을 잡고 진행한다.

7 왼팔과 오른 다리도 동일하게 반복한다.

- 보기에는 쉬워 보이지만 의외로 정확한 스타팅 포지션을 잡는 게 관건인 자세이다.

- 손과 발을 너무 멀리 짚고 시작하지 않도록 마치 모음 ㄷ자를 엎어 놓은 듯 반듯하게 자세를 취한다.

- 편평등을 만드는 데 신경을 쓰느라 아래쪽으로 처져 있는 복부를 버려 두면 버드독 자세는 의미를 잃는다. 복부 힘! 반드시 챙겨 가자.

- 다리와 손을 무조건 높이 들려고 욕심을 내다 보면 오른 다리를 들 때 골반이 오른쪽으로 열려 회전되는 보상이 일어날 수 있으니 주의해야 한다.

- 다리를 바닥과 수평이 되지 않고 높이 치켜들면 복부 힘은 풀리고 반대로 허리는 꺾여 무리가 온다. 팔을 높이 들려다 보면 자연스레 목과 어깨에 긴장이 들어가며 주동근은 쓰이지 않는 엉뚱한 결과를 가져오게 된다는 점도 잊지 말자.

PART 2

엉덩이 편

가성비 1위 근육, 엉덩이

필라테스센터에서는 물론 웨이트 트레이닝을 하는 순간에도 엉덩이를 타깃으로 삼는 날이면 과거의 내 운동 선생님들을 원망하곤한다. 그들 중 누구도 천장으로 엉덩이를 최대한 치켜올리느라 활처럼 등 후면이 꺾이고, 허리에 아치가 생긴 회원님의 과한 의욕을 진정시켜 주질 않았다.

"난 희한하게 브릿지만 하고 나면 허리, 목이 아프더라."

그럴 수밖에. 엉덩이 자극을 위해서라면 둔근을 잔뜩 조여서 높이 높이 드는 것만이 능사인 줄 알았던 것. 심지어 첫째 아이를 뱃속에 품고도 임산부 요가와 필라테스, 아쿠아 로빅을 꾸준히 했던 터라 나와 아이의 무게가 고스란히 목덜미에 실려 나의 경추를 자극했을 생각을 하니 이제 와 아찔하다.

가엾은 내 허리는 또 어떻고? 임신 중은 아니어도 복근이란 찾아볼 수 없었던 그 옛날, 너덜너덜 늘어난 복부 탓에 허리만 꺾어 엉덩이 올리는 데 혈안이 되었던 내 과거가 그려지니 짠하기까지.

필라테스에서 브릿지는 척추 분절과 둔근 강화를 함께 목표 삼을 뿐 아니라 코어를 채워 복부 긴장을 유지하는 게 기본 전제다. 그러니 누가 누가 더 높이 끌어 올리냐는 뭣 모르는 이들 간의 경쟁이 될터. 위 등에 체중을 실은 후, 오히려 숨을 내쉬며 가슴은 바닥으로 끌어 내리는 데 초점을 두자.

웨이트 트레이닝 맨몸운동에서의 지향점도 다르지 않다. 엉덩이 높이에 집착하지 않고, 상부 등은 오히려 바닥으로 눌러 낸다 생각하고 체중을 뒤쪽 위 등에 실어 보자.

브릿지는 오직 엉덩이 운동? 글쎄, 뭔가 아쉬운 표현이라는 생각이 들 수밖에 없는 이유가 많다. 복부 힘을 잃지 않고 둔근을 조여 주는 섬세한 운동 힙 브릿지. 힙 쓰러스트 머신에서 왜 날개뼈(견갑) 가 위치하는 위 등을 머신에 단단히 지지하며 둔근 운동을 하겠는 가? 엉덩이만 높이려다 보면 갈비뼈만 잔뜩 열리고 복부 힘이 풀려 버리니 허리가 꺾일 수밖에 없고, 당연히 몸에 무리가 된다.

결론은 엉덩이만 자극한다기엔 매우 복합적이고 효과적인 자세여 서 하려면 제대로 익혀야 다른 부위의 부정적 보상을 막을 수 있다.

가성비 있게 근테크로 노후를 대비하는 중년 여성으로서 운동에 있어서만큼은 엉덩이가 주목받는 날을 나는 고대한다. 알고 보면 둔근 운동은 100세 시대를 살아갈 우리의 자기 주도적 이동에 두 다 리 못지않게 기여하니까 말이다.

'질펀한 엉덩이, 섹시한 엉덩이, 맵시 좋은 그것.' 샤워를 마친 후 제대로 마주할 수 없는 자신의 뒤태를 비틀어 보다 말고 나도 모르게 덩달아 품고 있던 엉덩이 위계질서에 가슴앓이하지들 말자. 엉덩이는 평가의 대상이 아닌 당신의 노후를 탄탄하게 지켜 줄 '엉덩님'이 될 수도 있으니까!

1

클램셸(맨몸) vs. 힙 어브덕션(머신)

엉덩이 근육을 활성화시켜 주는 클램셸

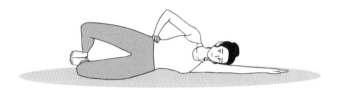

1 위쪽에서 내려다봤을 때 옆으로 누운 몸의 정수리와 엉덩이 라인이 일직선이 되도록 만든다.

2 등을 앞으로 구부리거나 허리를 꺾고 있지 않도록 정렬에 신경 쓴다.

3 무릎 각도를 90도 정도로 구부려 고관절도 자연스럽게 접히게 자세를 취한다.

4 복부 긴장이 풀리지 않게 한 후 양발 뒤꿈치를 서로 밀어낸다 생각하고 조개가 입을 열 듯 무릎을 벌린다.

5 무릎을 다시 모을 때에도 뒤꿈치 힘을 유지하며 체간을 고정해 동작을 반복한다.

☑챙기면 도움 될 꿀팁☑

• 엉덩이 쪽 자극이 별로 들어오지 않을 경우 무릎을 조금 더 펴고 동작해 본다.

• 무릎을 벌리는 동작을 할 때 상체까지 뒤로 젖혀졌다가 되돌아오지 않도록 몸통을 최대한 고정한다.

• 골반 역시 뒤쪽으로 눕지 않도록 엉덩이에 힘을 주고 양쪽 골반이 반듯하게 정면을 보도록 주의를 기울인다.

234 마흔부터, 인생은 근력입니다

척추와 관절에 무리 되지 않게 엉덩이 근력을 기르는, 힙 어브덕션

1 패드의 시트가 서로 마주 보도록 두고 안쪽에 두 다리를 나란히 대고 앉는다.

2 엉덩이를 의자 끝까지 밀어 넣고 허리에 살짝 아치를 만든 요추전만 자세를 유지한다.

3 가슴을 쫙 펴고 허벅지 바깥쪽을 살며시 밀었다가 힘 풀기를 반복하며 운동 목적인 엉덩이 자극을 느껴 보면서 워밍업한다.

4 엉덩이 근육에 힘을 주며 다리를 천천히 벌려 패드를 바깥쪽으로 최대한 밀어낸다.

5 돌아올 때도 둔근의 힘이 풀리지 않도록 천천히 무게를 저항하며 오므린다.

☑ 챙기면 도움 될 꿀팁 ☑

• 이 자세는 허리에 부담이 없어 중량을 본인에게 맞게 조절한다면 누구나 활용해도 좋은 운동이다.

• 단, 다리를 벌릴 때 등을 굽혀 반동을 쓰지 않도록 허리를 꼿꼿이 세워 가슴을 편 채로 진행하도록 주의한다.

• 너무 과한 무게로 자세를 하다 보면 엉덩이 근육의 자극을 느끼기보다, 잡고 있는 손잡이 또는 지지하고 있는 발판 쪽으로 힘을 실을 수 있으니 무게를 점진적으로 늘린다.

• 패드에서 허벅지가 떨어진다는 것은 엉덩이 힘이 아닌 정강이와 발의 힘으로 패드를 밀어낸다는 의미이므로 허벅지를 붙이고 동작을 한다.

②

힙 브릿지(맨몸) vs. 힙 쓰러스트(머신)

공간 제약 없이 효율적으로 엉덩이를 단련하는
힙 브릿지

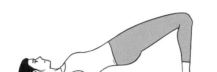

1 매트 위에 시선은 천장을 바라보고 누운 뒤, 양발의 간격을 골반 너비 또는 조금 더 넓게 벌려 무릎을 산처럼 세운다.

2 두 손은 매트 위에 지그시 눌러 내려놓되, 동작 시 팔 후면부 힘을 과사용하지 않는다.

3 허리가 바닥에서 뜨지 않도록 골반을 배꼽과 가까워지도록 쏙 당겨 준다.

4 발뒤꿈치로 매트를 밀어낼 때 꼬리뼈부터 끌어올려 골반, 배꼽, 명치 순서로 분절해서 엉덩이 근육에 힘이 들어가도록 올려준 후 호흡을 뱉는다.

5 내려올 때는 척추부터 순차적으로 닿고 마지막에 꼬리뼈가 닿게 천천히 내려온다.

☑ 챙기면 도움 될 꿀팁 ☑

• 허리가 휠 정도로 가슴과 엉덩이를 과하게 들어 올리지 않는다.

• 두 발뒤꿈치와 엉덩이 사이의 거리가 멀수록 뒤 허벅지 근육이 과사용될 수 있으니 발과 엉덩이 너비를 조절하여 자극이 오는 근육의 느낌을 가늠해 본다.

• 힙 브릿지에서는 몸이 일직선이 되는 지점까지만 올라가 체중을 목이 아닌 위 등에 싣고, 발목과 무릎이 일직선에 가깝도록 해야 엉덩이 근육 활용도가 높아진다.

• 근력운동 경험이 없는 사람에게도 엉덩이 근육에 힘을 주는 방법을 인지하기에 제격인 자세다.

둔근 단련에 단연 1등인 힙 쓰러스트 머신

1 본인 키에 맞추어 의자의 위치를 조절한다.

2 벨트를 고관절 부분에 두고 몸을 잘 고정해 줄 수 있도록 길이를 선택한다.

3 날개뼈의 아랫부분이 기구 등받이에 올 수 있도록 등을 기댄 후 양발을 발판에 나란히 올려 무릎을 굽힌다.

4 엉덩이를 공중으로 띄운 후 머리 뒤로 깍지를 끼고 준비한다.

5 엉덩이, 배꼽, 명치 순으로 천천히 분절하며 내 몸이 수평이 되는 지점까지 올라간다.

6 내려올 때는 반대로 날개뼈가 순차적으로 등받이에 모두 닿을 때까지 무게를 저항하며 내려온다.

☑챙기면 도움 될 꿀팁☑

• 몸이 일직선이 되는 지점에서 발뒤꿈치로 발판을 한 번 더 밀어내어 엉덩이 근육의 수축을 느낀다.

• 엉덩이를 들어 올리고 내리는 동안 무릎이 안으로 모이거나 과하게 벌어지지 않도록 주의한다.

• 올라갈 때 발판에서 뒤꿈치가 떨어지면서 앞꿈치에만 힘이 실리지 않도록 주의한다.

③
스티프 데드리프트(맨몸) vs. 하이퍼 백 익스텐션(머신)

후면 근육 단련으로 완벽한 뒤태를 기대해도 좋을
스티프 데드리프트

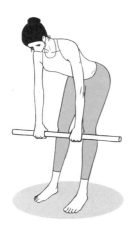

1 두 다리를 벌려 골반 너비 정도로 바르게 선다.

2 손의 너비는 골반보다 조금 넓게 긴 막대 또는 덤벨을 잡은 후 겨드랑이를 눌러 준다는 느낌으로 상체를 고정한다.

3 발목과 무릎을 살짝 구부려 준 상태에서 엉덩이를 뒤쪽 수평 방향으로 밀어 상체가 자연스럽게 따라 숙여지도록 내려간다.

4 체중이 발뒤꿈치에 실릴 수 있도록 하강한다.

5 상체를 세울 때는 다시 엉덩이부터 당겨 상체가 자연스럽게 따라올 수 있도록 하며, 정수리부터 후면부가 일직선을 유지하며 시작 자세로 올라온다.

☑ 챙기면 도움 될 꿀팁 ☑

• 자세를 하는 동안 무릎이 과하게 구부러지지 않도록 주의한다.

• 막대를 잡고 내려갈 때 등이 둥글게 말리거나 팔이 몸에서부터 앞쪽으로 멀리 떨어지지 않도록 한다.

• 운동 중 상체의 정렬은 머리부터 꼬리뼈까지 일직선이 되도록 유지하고 턱을 치켜들거나 반대로 너무 당기지도 않는다.

• 초보자의 경우, 벽을 등 뒤에 두고 연습해 보는 게 좋다. 벽에서 한 발짝 정도 앞으로 나와 서서 무릎의 힘을 푼 채로 엉덩이를 뒷벽에 붙여 준다는 느낌으로 뒤로 보냈다가 벽에 엉덩이가 닿으면 다시 처음 자세로 돌아온다.

미리미리 허리 건강을 챙기려면 하이퍼 백 익스텐션

1 발판 조절 레버를 사용해 원하는 위치에 기구를 세팅한다.

2 자신의 키에 따라 적절한 세팅이 달라지므로 골반 뼈가 기구보다는 살짝 위쪽으로 올라가 위치하도록 발판의 위치를 확인한다.

3 세팅이 끝나면 기구에 올라가 엎드린 후 아킬레스건을 발 패드에 지지한 후, 발끝을 바깥쪽으로 열어 외회전시켜 딛는다.

4 상체는 흔들리지 않도록 고정한 후, 코어의 힘만 사용하되 햄스트링과 엉덩이를 조여 주는 힘을 인지하며 상체를 당겨 올린다는 느낌으로 동작을 한다.

5 머리부터 꼬리뼈까지 일직선을 유지하며 올라왔다가 상체 힘을 빼고 내려가기를 반복한다.

☑ 챙기면 도움 될 꿀팁 ☑

• 목이나 어깨에 긴장을 느끼며 상체 힘으로 올라오지 않도록 주의한다.

• 초보자의 경우 등 뒤에 나무 막대를 수직으로 잡고 일직선 범위까지 동작하도록 한다.

• 상체에는 힘을 빼지만 코어 힘을 잡지 않고 허리만 꺾어 올라오지 않는지 신경 쓰며 동작을 한다.

PART 3

상체 편

지혜로운 여인들일수록 상체

거꾸로 거슬러 강산이 1.5번 변했을 그 해.

'이때 아니면 내가 언제?'라는 마음으로 어깨를 잔뜩 드러내 내 인생 단 한 번, 쇄골에게 일광욕을 선물했다. 파헤칠 땅은 없으니 등이라도 좀 훅 파 보자. 웨딩 촬영이라면 인생에 한 번으로 족할 테니 이왕이면 팔뚝과 어깨는 가급적 앙상하기를 기대했었다. 아직 살날이 창창한 젊은 여자의 더 젊은 시절의 바람. 그땐 그랬지.

"살 빠졌어? 왜 이렇게 말랐어?"라는 말이 덕담이 되는 사회라지만 과거와는 달리 내게 근심을 안겨 주는 말이 되어 버린 지 오래다. 살 빠졌다고? 근육이 옆으로 샜나?

'메마른 가슴 근육을 부여잡고 가슴앓이하는' 나에게 살이 빠졌냐는 훈훈한 덕담은 "내가 요즘 운동이 부족한가?"라는 본의 아닌 메타인지를 자극한다. 이런! 어깨, 가슴 운동에 박차를 가하자!

베스트셀러는 잘 팔린다. 스테디셀러가 스테디한 이유도 같다. 바빠죽겠는데 언제 한 권 한 권 비교해 보며 지갑을 열겠는가. 입을 모아 운동할 시간 없다고 푸념들 하는데, 금쪽같은 시간을 할애하느니 남들에 의해 이미 보증된 책을 집어 들면 적어도 손해는 안 보겠지 싶을 거다. 종종 다른 이들의 수요가 내 구매에 결정적 영향을 미치다 보니 베스트셀러, 맛집 추천 등 일상의 상당 부분, 우리는 편승 효과를 누리고 산다.

> 효과적인 상체 근력 운동   🔍

운동도 그렇다. "○○에 좋은 운동"이라고 검색들 해 봤을 거다. 자세히 따져 보지 않고 우선 따라 하고 본다. 초보 시절, 나라고 뭐 달랐을까? 그런 나에게 국민 운동, 스쿼트를 제친 관심사가 하나 생겼으니, 바로 딥스.

가슴운동이라는 데 기어이 가슴만 쏙 빼고 운동이 되어 오기가 발동한달까? 제대로 된 자극을 받자면 실제로 아주 곤란한 운동이 딥스다. 가슴에 제대로 힘을 주기가 몹시 어려워서다. 오만상을 찌푸리고 팔 각도를 조절해 보다 말고 시키지도 않은 어깨 뽕을 장착도 해 보지만, 정작 가슴에는 힘이 들어갈 줄 모르는 난감한 운동.

"회원님, 지금 뭐 하시는 거예요?" 힝~ 또??

하체를 편애하느라 소홀했던 상체를 챙겨 두지 않으면 내 발로 걷기는 하지만 가슴 펴고 살 수가 없다. 여성들이여! 상체를 챙기자.

등이 굽지도 말 것이며, 척추기립근 바짝 세워 고개 빳빳이 들고 당당하게 살자. 가슴 활짝 펴고 자신 있게!

실내 자전거가 값비싼 옷걸이가 된 게 민망할 즈음 가성비를 노리며 1킬로그램짜리 핑크 덤벨을 마련한 사람, 손!

심지어 무게별로 구입해 흐뭇하게 바라만 보고 있는 사람, 나 말고 또 있을 거라고 믿는다.

이 책을 집어 든 사람이라면 덤벨 전시 한 번쯤 안 해 봤을까 싶어 거실에서도 얼마든지 할 수 있는 맨몸운동들을 소개해 볼까 한다. 엉덩이 편에서 소개한 밴드를 활용해도 웬만한 웨이트 트레이닝에서 가능한 저항운동, 얼마든지 해 볼 수 있다.

준비됐으면 달려, 달려?

아니, 가슴 펴고 밀어, 밀어!(프레스)

푸시업(맨몸) vs. 체스트 프레스(머신)

나이 들수록 어깨 활짝 펴고 살게 해 줄 효자템, 푸시업

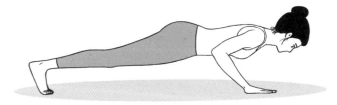

1 양손은 어깨너비보다 조금 더 넓게 벌리고 바닥에 엎드린다.

2 시작 자세에서 손의 위치는 어깨 밑 수직 지점에 위치하도록 한다.

3 정수리부터 발끝까지 몸이 일직선이 되도록 다리를 뻗는다.

4 가슴을 열고 아래로 내민다는 느낌으로 팔꿈치를 구부려 바닥 가까이 내려간다.

5 겨드랑이 힘을 유지하며 손바닥으로 바닥을 밀어내어 가슴을 다시 모은다는 느낌으로 팔을 펴서 올라온다.

☑ 챙기면 도움 될 꿀팁 ☑

• 초보자의 경우, 양 무릎을 바닥에 대고 팔꿈치를 굽혀 내려갔다가 올라온다.

• 동작을 하는 동안 엉덩이가 솟거나 반대로 허리가 꺾여 엉덩이가 너무 아래로 쳐지지 않도록 한다.

• 그렇다고 해서 시작 자세의 엉덩이 위치에서 가만히 머문 상태로 상체만 움직이지 않도록 주의하며 머리부터 발끝까지 일직선을 유지하며 동작을 한다.

• 팔을 구부릴 때 팔꿈치가 바깥으로 심하게 빠지거나 몸통 안쪽으로 말려 들어오지 않도록 주의한다.

대흉근과 어깨, 상완 삼두까지 챙겨 주는, 체스트 프레스

1 허리를 바르게 세우고 가슴을 자랑한다고 생각하며 엉덩이를 밀착하여 기구에 앉는다.

2 손잡이 끝이 쇄골 라인과 평행하게 오도록 의자 높이를 조절한다.

3 손잡이를 너무 좁거나 넓지 않게 잡아 준다.

4 팔꿈치 위치가 겨드랑이보다 아래쪽 또는 어깨보다 너무 치솟지 않도록 둔다.

5 팔의 힘으로 팔꿈치를 펴는 게 아닌 가슴의 힘으로 양팔을 가슴 측면에 붙여낸다는 느낌으로 밀어낸다.

6 팔을 뻗었다가 접어들어올 때에도 중량에 저항하듯 버티며 가져온다.

☑ 챙기면 도움 될 꿀팁 ☑

- 동작을 하는 동안 어깨가 아플 경우, 무게를 줄이거나 동작 범위를 줄여 진행한다.

- 가슴 힘이 빠진 상태에서 팔꿈치만 폈다 굽혔다 하지 않도록 주의한다.

- 팔에 너무 과한 힘을 주면서 어깨가 따라 올라가지 않도록 등과 어깨는 끌어내리고 가슴을 천장 쪽으로 들어 올린다고 생각하고 동작을 한다.

- 어깨가 불편하거나 아픈 경우, 의자 높이를 높여 손잡이를 잡은 손이 어깨보다 낮게 조절해서 시도해 볼 수 있다.

- 소도구를 이용하여 집에서 할 경우, 등에 밴드를 걸고 앞으로 미는 동작으로 가슴과 어깨, 상완 삼두 근육을 함께 자극하기에 좋다.

스탠딩 덤벨 숄더 프레스(맨몸) vs.
숄더 프레스(머신)

집에서도 반듯한 어깨라인과 코어 안정성까지 챙겨 줄
스탠딩 덤벨 숄더 프레스

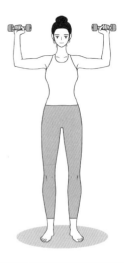

1 발의 보폭은 골반 너비로 편하게 두고 선다.

2 팔꿈치를 그림과 같이 구부려 귀 옆으로 덤벨을 들어 올려 준비한다.

3 코어에 힘을 주고 주먹이 향해 있는 천장 방향으로 팔을 펴서 덤벨을 올려 준다.

4 팔꿈치를 수직으로 눌러 귀와 같은 높이까지 내렸다가 올려 준다.

☑ 챙기면 도움 될 꿀팁 ☑

• 팔꿈치가 뒤로 빠지면서 진행되거나 손목이 꺾이지 않았는지 체크한다.

• 덤벨을 이마 앞으로 던지듯이 밀지 않도록 한다.

• 덤벨이 서로 부딪칠 정도로 모이게 자세를 하면 어깨보다 팔의 힘이 과하게 쓰일 수 있으니 주의한다.

• 수직으로 내려온 동선 그대로 따라 올라간다는 느낌으로 이마가 아닌 정수리와 나란한 천장 방향으로 덤벨을 밀어 올린다.

쇄골라인부터 승모근까지 두루 탄력을 돕는
숄더 프레스 머신

1 앉았을 때 어깨와 그립이 같은 높이에 오도록 의자 조절 레버를 조정해 허리를 꼿꼿이 세우고 앉는다.

2 양쪽 그립이 얼굴을 스치며 움직일 수 있도록 등판 뒤쪽 레버를 이용해 등받이를 본인 체형에 맞게 세팅한다.

3 양발은 골반 너비 정도로 편안하게 두고 발로 지면을 밀어낸다 생각하며 동작을 한다.

4 그립을 잡고 팔꿈치를 수직으로 눌러 내렸다가 다시 팔을 밀어 올려 준다.

☑ 챙기면 도움 될 꿀팁 ☑

- 팔꿈치가 몸보다 뒤쪽으로 빠지지 않도록 주의한다.
- 운동 중 등이 말리지 않도록 등받이에 머리를 붙여 두고 진행한다.
- 팔꿈치가 바라보고 있는 방향으로 눌러 내려오며 팔꿈치 아래쪽이 지면과 수직이 되도록 한다.
- 운동 범위는 그립이 귀와 같은 높이가 될 때까지 하강시킨 후 밀어 올린다.
- 머신 사용이 어려운 경우, 고무밴드를 엉덩이에 걸고 양손으로 감아 잡은 후 동일한 방법으로 응용해 볼 수 있다.

슈퍼맨 로우(맨몸) vs. 랫풀다운(머신)

라운드 숄더, 나의 굽은 등을 곧게 펴 줄 슈퍼맨 로우

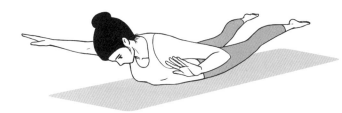

1 매트 위에 엎드려 두 팔과 두 다리를 위아래로 길게 늘려 편다.

2 숨을 들이마셨다가 내쉬며 양팔과 다리를 위쪽으로 들어 올린다.

3 시선은 앞쪽 바닥을 바라보며 척추, 복부, 엉덩이 힘을 잃지 않도록 한다.

4 맨손 또는 밴드를 잡은 손을 뒤통수를 쓸어내리듯 W자를 그리며 아래쪽으로 당겨
준다.

☑ 챙기면 도움 될 꿀팁 ☑

• 양팔을 당겨 줄 때 너무 바닥이나 옆구리 쪽으로 떨어지지 않도록 한다.

• 상체와 하체가 심하게 왔다갔다 하며 움직여지지 않도록 코어 힘으로 몸통을 최
대한 고정하도록 노력한다.

• 팔과 다리가 구부러질 정도로 손과 발을 높이 들다 보면 허리에 무리가 올 수 있다.

• 상체와 하체를 동시에 들기 어렵거나 허리 통증이 느껴지는 경우, 다리는 내려놓
은 상태에서 상체만 먼저 연습하며 점진적으로 운동 범위를 확장한다.

전국 어느 피트니스센터에도 쉽게 접할 수 있는 국민 머신, 랫풀다운

1 허리를 반듯하게 세우고 가슴을 열어내어 기구에 앉는다.

2 앉았을 때 허벅지 패드가 무릎을 살짝 눌러 지지해 줄 수 있도록 조절하고 무게는 점진적으로 늘린다.

3 그립을 어깨너비보다 조금 넓게 잡고 준비한다.

4 본 동작 전에 날개뼈를 천장 쪽으로 올렸다가 다시 후면부 힘으로 아래로 끌어내리는 (견갑의 거상, 하강) 움직임을 선행한다.

5 날개뼈를 모아 아래로 살짝 내린 후 팔꿈치를 옆구리 뒤쪽으로 당기듯 바를 쇄골까지 내린다.

6 처음 위치로 팔을 펴올릴 때도 무게를 이겨 내며 천천히 버티듯 올린다.

☑ 챙기면 도움 될 꿀팁 ☑

- 몸통과 그립이 너무 멀어지면 어깨와 목에 부담이 되므로 몸의 중심과 바가 가깝도록 당긴다.

- 바를 당길 때나 제자리로 돌아갈 때 등이 굽어지지 않도록 가슴을 활짝 열도록 신경 쓴다.

- 동작을 하는 동안 하체와 복부에 힘이 빠지지 않도록 단단히 고정한다.

PART 4

하체 편

노후 건강의 절반, 하체

"야! 그 여자 신경 쓰지 마. 하여간! 직장이건 가정이건 주변에 또라이 한 명쯤은 꼭 있게 마련이라니까. 없으면 네가 또라인 거고."

조상 중에 식인종이라도 있었는지 날 못 잡아먹어 안달 난 선배 탓에 괴로워하던 시절. 나를 위로하는 친구의 말이 그랬다. 그런데 가끔 친구가 말하던 문제의 그 또라이가 어쩌면 진짜 나일 수도 있다는 생각을 한다.

인생에 한 번쯤은 느닷없이 다리에 힘이 풀려, 픽 하고 쓰러져 보면 어떨까? 내가 해 본 상상이다. 여리여리한 다리 탓에 돌연 힘이 풀리는 아찔한 상상.

난 해 봤는데 다른 이들도 이런 생각 간혹 하고들 사는지? 궁금증이 몰려오는 날이면 괜히 쓱 한번 주변을 둘러본다. 뜨끔해서.

'일주일 정도만 가녀려 보거나, 넌 왜 이렇게 입이 짧아?'라는 힐난도 좀 받아 보고, '요즘 통 입맛이 없네'라는 드라마 속 멘트를 내 입으로도 뱉어 보고 말이다. 아주 웃기고 있다.

지금도 회자되는 명곡으로 1990년대 엄청난 인기를 끌던 노래, 보랏빛 향기.

장미 향도 아니고 짜장면 냄새라면 또 모를까, 향기가 보랏빛이라니. 이건 또 무슨 냄새를 두고 하는 소리냐며 콧방귀를 뀌어 댔었다. 강수지 말고 약수지가 낫겠다며 남의 성까지 갈아가며.

저거, 저거, 저 가수, 과연 2절까지 무사히 노래 부를 힘이나 있으려나, 저 여자가 바로 그 당장이라도 다리 힘이 풀려 무대에 주저앉고 말 인물이다 싶어, 동경은 숨겨두고 괜시리 게염 내곤 했었다.

넘치는 에너지를 주체하지 못하고 두 다리는 또 어찌나 튼튼한지 깡마른 이들을 보면 상대가 한국태생이라 할지라도 왠지 모르게 의사소통이 안 될 듯한 괴리감을 나만 혼자 느끼며 어른이 되었다.

그냥 어른 말고 이제 넉넉히 나이를 먹다 보니 여기저기서 "어머, 우리 이제 같이 늙어 가네" 소리도 듣는다. 이제야 철이 든 건지, 나이를 거꾸로 먹는 건지 어느 날부터 유치원생 딸아이가 돌멩이에게 말을 걸듯 아랫도리를 내려다보며 엇비슷한 행동을 엄마인 나도 함께한다.

나의 하체에게 감사를!

두 다리의 안녕을 비는 건 비단 나뿐만이 아니다. 날이 갈수록 종아리가 얇아져서 걱정, 허벅지며 엉덩이 근육이며 볼품없이 쪼그라드는데, 기분 탓인지 무릎까지 휘청여 걱정이라는 지인들을 만나고 돌아오는 날이면, 한결같이 튼실한 두 다리가 대견하다.

아이고, 귀한 내 새끼들! 짧은데 얇기까지 했으면 어쩔 뻔했니 정말.

런지(맨몸) vs. 드롭머신 런지(머신)

스쿼트와 어깨를 나란히 해도 좋을
가성비 좋은 하체운동, 런지

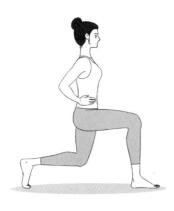

1 양발의 보폭은 골반 너비로 두고, 시선은 정면, 상
체를 바로 세워 중립 자세로 선다.

2 앞발은 발바닥 전체에 무게를 실어 내려놓고 뒷다
리는 뒤꿈치를 들어 까치발로 선다.

3 엉덩이를 수직으로 눌러내듯 고관절을 접을 때, 무
릎이 땅에 닿기 직전까지 내려갔다가 올라온다.

4 올라올 때는 뒷다리가 아닌 앞 발바닥 전체로 바닥
을 밀어내듯 눌러내며 올라온다.

5 반대편 다리도 동일한 방법으로 반복한다.

☑ 챙기면 도움 될 꿀팁 ☑

• 무게중심이 과하게 앞발에 실려 앞쪽 무릎이 너무 많이 발끝을 벗어나지 않도록
주의하고, 수직 하강 시 상체가 사선으로 기울어지지 않도록 한다.

• 동작을 하는 동안 발끝의 방향과 무릎이 안쪽으로 말리거나 바깥으로 벌어지지
않게 정면을 바라보도록 한다.

• 앞뒤 발의 너비에 따라 주된 운동 부위가 달라지는데 간격이 넓으면 햄스트링과
엉덩이 근육이 보다 많이 자극된다.

• 앞뒤 발 간격이 좁아질수록 앞 허벅지인 대퇴사두근의 근육이 더 많이 사용된다.

• 뒷다리의 힘으로 지면을 밀어내는 반동을 쓰지 않도록 주의한다.

안정적인 하체 단련을 도와줄 드롭머신 런지

1 기구의 높이를 자신의 키에 맞게 설정한다.

2 기구 안쪽으로 들어가 자세를 잡고 일어난 다음, 안전바를 밀어 제거한다.

3 가슴을 열어서 허리와 꼬리뼈 모두 등받이 쪽에 단단히 기대어 선다.

4 앞뒤 발의 간격은 넓을수록 햄스트링과 엉덩이에 자극이 들어가고, 좁아질수록 앞 허벅지에 들어가므로 본인의 운동 목적에 맞게 간격을 설정한다.

5 기구의 움직임에 따라 수직으로 내려갔다가 앞발의 힘으로 밀고 올라온다.

☑ 챙기면 도움 될 꿀팁 ☑

• 몸이 내려갈 때 엉덩이가 기구에서 떨어지지 않도록 주의한다.

• 발뒤꿈치가 발판에서 뜬다거나 무릎이 과하게 앞쪽으로 밀리지 않도록 주의한다.

• 올라올 때 발가락 쪽을 밀면서 기립할 경우 엉덩이 근육 힘이 쓰이기 전 무릎에 부하가 걸려 통증을 유발할 수 있다.

사이드 라잉 힙 어덕션(맨몸) vs. 힙 어덕션(머신)

허벅지 안쪽 지방을 살뜰히 태워 줄 사이드 라잉 힙어덕션

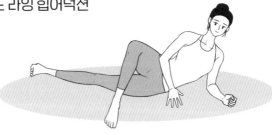

1 옆을 보고 매트에 누워 몸이 일직선이 되도록 눕는다.

2 아래쪽 손날부터 팔꿈치까지 매트를 단단히 지지한다.

3 위쪽 다리를 앞으로 가져와 무릎을 세워 딛고, 아래쪽 다리는 몸통과 같은 선상에 길게 뻗는다.

4 허리가 말리지 않도록 곧게 세운 후 아래쪽 다리 발끝을 몸쪽으로 당겨 준다.

5 아래쪽 다리를 안쪽 허벅지의 힘으로 들어 올리고 내리기를 반복한다.

☑ 챙기면 도움 될 꿀팁 ☑

• 무리해서 다리를 들어 올리려다 보면 몸통이 앞뒤로 흔들리게 되므로 본인에게 적절한 가동 범위를 찾아 동작을 한다.

• 아래쪽 팔, 어깨와 반대쪽 딛은 손에 너무 체중을 실어 억지로 아래 다리를 높이 치켜들지 않도록 주의한다.

• 등이 말리거나 반대로 허리가 과하게 꺾이지 않도록 주의한다.

• 들어 올리는 다리를 곧게 뻗어 구부러진 채 동작을 하지 않도록 한다.

지긋지긋한 허벅지 안쪽 지방과 이별하려면 힙 어덕션

1 양쪽 허벅지 패드의 면이 바깥쪽을 향하도록 돌려 준 후 발판에 두 다리를 올린다.

2 엉덩이를 의자 끝까지 밀어 넣어 허리에 살짝 아치를 만든 후 기구에 앉는다.

3 우측 레버를 당겨 올려 본인의 유연성에 맞게 다리를 벌린 후 고정한다.

4 양 손잡이를 잡아 엉덩이가 의자에서 들뜨지 않도록 한다.

5 발바닥이나 발목의 힘을 최대한 뺀 상태에서 패드에 닿아 있는 허벅지 안쪽 힘으로
다리를 동시에 모은다.

☑ 챙기면 도움 될 꿀팁 ☑

- 너무 빠른 속도록 진행하지 않고 무게에 저항하며 허벅지 안쪽 내전근의 수축과
이완을 돕는다.

- 다리를 억지로 모으기 위해 운동 중 상체를 앞으로 구부리며 진행하지 않도록
한다.

- 발이 뜨지 않도록 주의하며 허벅지 안쪽 힘과 복부 힘을 유지하며 동작을 한다.

③

스쿼트(맨몸) vs. V스쿼트(머신)

전신운동의 대표주자는 바로 나, 스쿼트

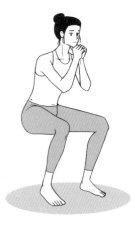

1 양발의 보폭은 어깨너비 정도로 벌려 서 주고 발끝은 바깥으로 살짝 열어 준다.

2 무릎과 정강이의 방향을 본인의 세 번째 발가락과 나란히 열어 준다.

3 상체에 고정감을 주도록 가슴 앞에 손을 모아 준다.

4 머리부터 꼬리뼈까지 내 몸이 나무 봉이라 생각하고 상체를 가볍게 20~30도 정도 숙인다.

5 엉덩이를 수직으로 눌러 내려갔다가 양 발바닥으로 고르게 바닥을 밀어내며 올라온다.

☑ 챙기면 도움 될 꿀팁 ☑

• 앞꿈치가 뜨지 않고 발바닥 전체에 체중이 실리도록 한다.

• 올라올 때도 복부 힘을 확인하고, 발바닥 전체로 땅을 밀어낸다 생각하고 천천히 저항하며 올라온다.

• 운동 중 무릎의 방향은 항상 2~3번째 발가락 방향과 일치하도록 신경 쓴다.

• 무릎이 안쪽으로 말리지 않도록 하고, 무릎을 양옆으로 열되, 와이드 스쿼트를 하더라도 엄지발가락이 바닥에서 떨어지지 않도록 주의한다.

• 엉덩이가 내려가며 자연스럽게 무릎이 살짝 앞으로 나오게 되는데, 사람마다 허벅지 길이 등의 신체 구조 차이가 있으므로 무릎이 앞으로 빠진다고 해서 너무 신경 쓸 필요는 없다.

• 올라올 때 등을 먼저 세워 몸을 일으키듯 하지 않는다.

허리, 무릎 통증 없이 애플힙에 도전하려면 V 스쿼트 머신

1 본인이 까치발을 들지 않아도 되는 정도까지 높이를 설정한다.

2. 보폭은 골반 너비보다 조금 넓게 선다.

3. 어깨를 기구에 견착시키고, 몸을 바르게 세운 후 머리부터 발끝까지 반듯한 수직이
   되도록 발의 위치를 둔다.

4. 안전바가 제거된 것을 확인 후, 손잡이를 잡고 상체를 고정한다.

5. 시선은 정면을 바라보고 선 후, 엉덩이를 수직으로 눌러 내려간다.

6. 그대로 발판을 발바닥 전체로 밀어내는 힘을 사용해 그대로 올라온다.

☑ 챙기면 도움 될 꿀팁 ☑

• 하강과 상승 시 모두 등이 동그랗게 말리지 않도록 척추 정렬에 신경 쓴다.

• 무릎이 안쪽으로 모이며 내려가지 않도록 주의한다.

• 무릎의 방향은 일관되게 발가락 방향과 일치하게 두고 끝까지 복부 압력을 유지
   하며 동작을 한다.

스쿼트 특집

스쿼트, 알게 모르게 누구에게나 호락호락하거나 시시한 운동이 되어 버린 지 오래다. 스쿼트 너 억울할 법도 하다. A to Z, 제대로 배워 본 적 없으면서도 남들 다 하니 어째 더 만만해진 탓이다. 유튜브나 SNS에서 흉내만 내는 이들 말고, 진짜 운동 전문가들은 할 말이 많다. 낫 놓고 시옷(ㅅ)자도 모르는 베이비가 묻는다. 스쿼트, 도대체 어떻게 해야 할까?

베이비 유튜브 영상을 굳이 틀지 않아도 거울 앞에 서서 스쿼트를 하라면 크게 어렵다는 생각은 안 들어요. 그런데 막상 하려면 망설여지는 게 사실이고요. 사실 스쿼트로 신체 어느 부위를 타깃 삼아 운동해야 하는지도 모르거든요. 엉덩이 정도?

기문쌤 사람들이 그런 생각을 하는 건 당연해요. 필라테스든 웨이트 트레이닝이든 전문적으로 운동을 오래 한 강사들도 실제 스쿼트를 가장 어렵다고 생각한답니다. 이렇게 말씀드리면 대부분 의아하게 생각하시더라고요. '전문 운동인들이 스쿼트를 어려워한다고요?'라며 되묻기도 하고요. 주변에서 쉽게 유튜브 비롯 기타 SNS 등을 매개로 흔하게 접할 수 있는 운동이다 보니 실천 없이 눈으로 감상 후 어설프게 흉내만 내기 쉽죠. 자기 주도적 간편 학습이 빈번하다 보니 더더욱 쉬운 운동이라고 오해할 수 있고요. 초보 때는 저도 마찬가지였습니다.

베이비   많은 전문가가 인생에 꼭 한 가지 운동만 해야 한다면 스쿼트
를 꼽겠다고 한다는데, 이 점에 동의하시나요?

은주쌤   스쿼트는 3대 운동 중 하나로 손꼽혀요. 말씀대로 효과적인
하체 운동으로 추천할 만하죠. 엉덩이만 쓰이는 건 아니고
요. 발가락부터 발목, 무릎, 넓적다리뼈인 대퇴골, 골반, 척추
에 이르기까지 발끝부터 머리끝까지 신경을 써야 하는 고차
원적 운동이라 완벽한 자세를 갖추기까지 상당한 주의와 노
력이 필요한 운동이랍니다. 인생에 꼭 하나 꼽는다면 스쿼트
라… 생각이 많아지는 질문이네요. 바른 자세를 익힌다는 전
제하에 할 수 있다면 효과 측면에서는 당연히 동의하고요. 다
만 생각 이상으로 난도가 높고 잘못된 자세로 고착화될 경우
조금만 방심하면 무릎과 허리가 아플 수 있는 운동이라 망설
여지는 게 사실입니다.

베이비   그렇군요. 강사님들께서는 스쿼트 지도를 많이 해 보셨을 것
같은데, 지도하다 보면 일반인들이 공통적으로 가장 많이 하
는 실수는 어떤 게 있을까요?

희중 쌤   일반 운동 서적도 마찬가지고요. 인터넷 검색창이나 유튜브
영상에 스쿼트 하는 방법을 찾아보면 하나같이 입을 모아 강
조하는 게 있는데요. 감이 오시지 않나요? 맞습니다. 무릎이
'절대' 발등을 넘어오면 안 된다고들 하죠. 그렇다 보니 무릎

에 너무 신경을 써서 엉덩이를 뒤로 빼며 앉는 포티 스쿼트 자세로 본의 아니게 변형되고요. 이 점에서 실수들을 가장 많이 하십니다. 아무래도 무릎이 발끝을 침범하면 큰일 난다는 강박에 중량을 싣지 않고 맨몸 스쿼트를 하고 있음에도 불구하고 무게 중심이 앞뒤로 흔들리는 분들이 태반이랍니다.

베이비 사실 저도 무릎 신경 쓰다가 발뒤꿈치에 무게가 실려서 버둥댄 적이 많긴 해요. 비전문가들도 사실 이렇게 중요하고 효과적이라는 운동이라면 제대로 잘하고 싶거든요. 스쿼트 할 때 '이렇게 하면 돼!' 라는 노하우가 있다면 좀 알려주세요.

용기 쌤 노하우를 전한다고 해서 몸으로 바로 익혀지지 않잖아요? 맨몸운동이든 기구운동이든 운동 초반에는 무엇보다 본인의 몸 상태에 적합한 운동을 선정하는 것이 중요하고, 더욱이 부상이 없도록 정확한 자세를 지도받은 후 개인 운동을 병행하는 게 맞습니다. 스쿼트의 경우도 제대로 지도받아 충분히 학습한 후 습관화하는 게 중요하죠. 그럼에도 가장 안전하게 혼자 연습할 수 있는 방법을 추천하자면 월 스쿼트(첨부: 큐알1)라는 운동으로 잠들어 있는 골반의 감각을 깨우는 거예요. 골반을 접는 느낌을 충분히 찾는 거죠. 월 슬라이드(첨부: 큐알2) 스쿼트로 머리부터 발끝까지 바르게 앉는 법을 연습하는 것도 도움이 됩니다. 정강이, 무릎, 허벅지를 다 발끝 쪽으로 외회전해 주고요. 가장 유념할 점은 무릎 방향을 정렬시키고 나면 앞으로 나가더라도 무릎 위치에 너무 집착하지 말라는 것입니다. 그것보다 오히려 골반 움직임에 따라 자연스럽게 하강과 상승이 반복되도록 두세요. 중요한 점은 스쿼트라는 운동은요! 무릎을 접었다 펴는 운동이 아니고 골반을 접었다 폈다 하는 대표적인 힙업 운동이니까요.

베이비 오~! 무릎을 접었다 폈다 하는 운동이 아니다! 전문가들 입장에서 당연하게 인지하고 있는 사실이지만 일반인들이라면 그렇게 오해할 수 있겠네요. 당장 저만 해도 스쿼트할 때 무릎 위치만을 강조한 선생님들께 혼 나가며 배웠거든요. 그러니 뭐 운동하는 내내 스쿼트의 효과, 진짜 주의 사항, 타깃이 되는 주동근 따위는 떠올려 본 적도 없습니다만. 그럼 혹시 다른 운동들처럼 스쿼트도 부상 위험이 있나요? 또는 일반인들이 했을 때 이 점 때문에 문제가 된다! 하는 것. 알고 가면 도움이 되는 스쿼트 상식 같은 것이 있으면 조언해 주시면 좋겠어요.

수원쌤 스쿼트는 정말 효과적인 운동이지만 무릎, 허리 부상이 가장 많은 운동이기도 하죠. 유튜브, SNS에서 홈 트레이닝을 위해 티칭하시는 분들의 자세가 무조건 잘못된 것은 아닙니다. 제대로 볼 줄 아는 안목만 갖춘다면 가정에서도 정확한 자세로 연습 가능하니까요. 그런데 그분들은 스쿼트 자세를 만들기 위해 엄청난 노력을 하고 시범을 보이는 거예요. 그럴수록 그대로 따라 하려고 무리하지 마시고, 그들의 절반 정도? 나의 가동 범위를 반으로 줄여서 시작하세요. 무리해서 하강하려다 부상을 입는 것보다 낫습니다. 익숙해지면 비슷한 강도로 운동해도 무릎이나 허리에 부담이 가지 않는 순간이 옵니다.

베이비 마지막으로 스쿼트를 통해 우리가 기대할 수 있는 운동 효과가 있다면 뭘까요? 그리고 혹시라도 난이도별 스쿼트 자세가 여러 가지 있다면 수준에 따라, 상황에 따라 어떻게 하면 좋은지도 말씀해 주실 수 있을까요?

석용쌤 좌식 생활에 너무 치중된 현대사회 사람들은요. 점점 골반의 기능이 떨어져 코어까지 무너지는 악순환을 겪습니다. 그러다 보니 엎친 데 덮친 격으로 목이나 허리 통증까지 얻게 되는데요. 골반 기능을 활성화해서 전체적인 체형 교정을 돕되 꾸준한 움직임을 유도해 심폐 지구력을 늘리고, 특히 우리 몸의 대근육인 둔근과 하체 근육을 발달시켜 체력을 갖추는 게 먼저겠죠. 사람마다 스쿼트를 진행할 때 아픈 부위가 다르거든요. 먼저, 허리가 불편하신 분들의 경우 앞으로 구부리지 않고 상체 개입을 최소화하기 위해 벽에 기대어 할 수 있는 월 스쿼트(첨부: 큐알 1)가 좋습니다. 두 번째로 무릎이 아픈 분들은 닐링 스쿼트kneeling squat(첨부: 큐알 3)를 해서 충분히 스쿼트 자세가 연습되고 나면 일반적인 스쿼트를 하는 데 도움이 될 것입니다.

1. 월 스쿼트 영상   2. 월 슬라이드 스쿼트 영상   3. 닐링 스쿼트 영상

에필로그

누구나 늙지만, 누구나 늦지는 않도록

"요즘 운동하고 있어?"

'운동? 팔자 좋은 소리 하고 있네. 먹고살기도 바빠죽겠는데 운동은 무슨.'

시간을 내어 줄 마음부터 챙겨야겠지만, 종종 운동은 자투리 시간을 쥐어짜 어쩌다 하는 가욋일이 돼 버립니다. 시간이 남아도는 사람 내지, 따박따박 벌어다 주는 생활비로 여유 있게 사는 근심 없는 이들의 전유물로 치부되기도 하고요. 건강상의 이유로 더는 물러설 곳 없는 처지에 놓이면 가족들 등살에 못 이겨 죽지 못해 하는 게 운동인 줄 알고 살죠. 그래도 요즘은 사정이 많이 나아졌어요.

사교육 못지않게 운동에도 비슷한 심리가 작용하다 보니 남들에게 과시하고자 '이 정도는 나도 하고 살아' 식의 용도, 윤택한 삶을 대변하는 수단으로 쓰입니다.

그럼에도 불구하고 반길 일은 맞습니다. SNS 속 유명 연예인 따라 강남 가는 격이라도 나쁠 건 없다는 게 제 생각입니다. 안 하는 것보다는 백배는 더 나으니까요. 못 할 이유 찾느라 고생하느니 얼결에 소비 편승 효과 좀 누리면 뭐 어떻습니까?

허영심에 집어 드는 명품 가방 구매보다 나은 수요가 아닐까요? 부를 과시하거나 사치를 일삼는다고 손가락질당해도 궁극적으로는 어쩌다 시작한 이 일이 나를 살릴지도 몰라요. 건강수명도 살며시 늘려 주고요.

팔자 좋은 소리요?

다시 보니 적확한 표현이네요. 운동하는 삶, 근력 챙기는 삶, 이왕이면 유익한 음식을 먹고 사는 삶, 이것보다 더 팔자 좋은 삶이 어디 있겠어요. 팔자 좋은 거 맞습니다.

조금 다른 관점의 팔자에 대해서도 이야기해 볼까요? 쉽게 이해를 돕자면 노화 속도는 약 30퍼센트 정도가 유전자, 즉 타고난 팔자에 영향을 받습니다. 요즘은 건강에도 빈부격차가 심하다는데 반갑게도 나머지 70퍼센트 정도가 생활 습관에 의해 결정되고요. 70:30, 내가 바꿀 수 있는 부분과 그렇지 않은 부분의 비율이 이렇습니다. 타고난 유전자가 다소 취약하더라도 남은 70을 나의 선택, 내 결정으로 주물 해서 팔자 좋은 삶을 살 수 있다는 의미니까 반길 수밖에요.

여러분의 생年, 몇 년 남았나요? 무난하게 100세 시대를 나도 누린다 치고 얘기해 볼까요? 운 좋으면 70년? 그렇다면 20~30대에 이 책을 만난 셈이니 행운입니다. 60년 혹은 50년, 누구라도 유의미한 내용을 챙겨 갈 수 있도록 돕고자 썼습니다.

질문을 바꿔 보겠습니다. 지금껏 살아온 인생보다 '덜 아프고, 더 건강하게 살게 될 것이다'라고 자신할 사람은 몇이나 될까요?

'노화' 탓이겠지요. 막을 수는 없어도 늦출 수는 있는 그것 말입니다. 남은 수명이란 건 또 어떻습니까? 지금껏 산 날보다 앞으로 살날이 더 많이 남았는데 병원 신세 지기 바쁘면 곤란하겠죠. 분명 멀쩡히 붙어는 있건만 너무도 당연했던 '두 발로 걷고 뛰는 일'이 영 불편한 삶. 우리 그렇게 불편하게 겨우겨우 살아도 괜찮을까요? 늘리고 싶다면 '그냥 수명' 말고 '건강수명'을 연장하는 편이 낫습니다.

건강 정보가 넘쳐납니다. 주변에 누구 하나 '다이어트 전문가 아닌 사람' 없고요. 병원 쇼핑하느라 통장 잔고를 낭비하고, 좋다는 온갖 특효 다이어트 식품들에는 본의 아닌 '기부' 서슴지 않았던 경험, 한두 번쯤 해 보셨지요? 자세 고쳐 앉아 진지하게 여쭙니다.

근육에는 어떠십니까?

근육? 네, 근력이요. 탄탄한 근육은 그저 남성들의 전유물이고, 여성 운동의 핵심은 마른 몸매 또는 S라인 정도로 제한하는 사고는 늙었다고, 벗어나지 못한다면 늦었다고 말씀드리고 싶어요. 누구나 늙지만 누구나 늦지는 말자고요, 우리.

더 이상 어중간한 '그냥 수명'만 늘릴 게 아니라 '건강수명'을 늘리기 위한 핵심 혜안, '근육'에서 찾아 근력 격차 최소화를 돕고 싶습니다. 상대적으로 근력 외면하기 바빴던 여성분들이라면 더더욱 이 책이 남은 생의 질 관리에 유의미하리라 확신합니다. 제가 겪어 온 빈틈이 이 책을 만난 독자들의 빈틈을 채워 드릴 거예요.

'근육은 여성의 몸을 비대하고 보기 흉하게 한다', '다이어터들에겐 유산소와 식이조절만이 답이다', '근육운동은 남성의 것이다'를 비롯한 수많은 오해를 분리 배출하면 참 좋겠습니다. 건강하게 잘 살아 보고 싶은 분들께 제 메시지가 부디 가 닿기를 바랍니다.

해를 거듭할수록 늙어가는 일은 순리에 맡겨 두되, 내가 나를 돌보는 일에는 결코 늦지 않는 독자들의 안녕을 기대합니다.

일상이 한 권의 책이 되기까지 부족한 엄마를 기다려주고 조그마한 주먹을 쥐어 보이며 거듭 격려해 준 사랑하는 나의 딸들과 내 동아줄 '이 인간님' 고맙습니다.

수년간 읽고 쓰는 삶을 같이 살아 준 나의 사브작, 출간을 위해 기꺼이 주말을 할애해 힘을 보태 준 와이쓰리짐 식구들! 덕분에 용기 냈습니다.

거친 문체도 '위트 있다', '이미 충분하다'며 매번 힘 실어 다듬어

주신 이진아 실장님 포함 그로우웨일 가족들께도 찐한 감사를 전합
니다.

무엇보다 이 책을 선뜻 집어든 독자분들, 오늘보다 내일 더 건강
하십시오.

여러분의 근력을 마음 담아 응원하는

최윤미 드림

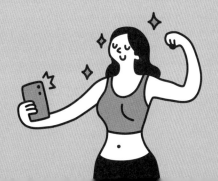

마흔부터, 인생은 근력입니다

초판 1쇄 발행 2025년 1월 25일

지은이   최윤미
펴낸이   이지은
펴낸곳   팜파스
진행   이진아
디자인 북디자인 경놈
본문 일러스트 박선하
마케팅   김민경, 김서희

출판등록 2002년 12월 30일 제10-2536호
주소   서울시 마포구 어울마당로5길 18 팜파스빌딩 2층
대표전화 02-335-3681
팩스   02-335-3743
이메일   growwhalebook@naver.com

값   18,000원
ISBN   979-11-7026-694-5 (03510)